WILLY JURTIN
Herausgeber

Raus aus der Fußschmerzfalle

Inhalt

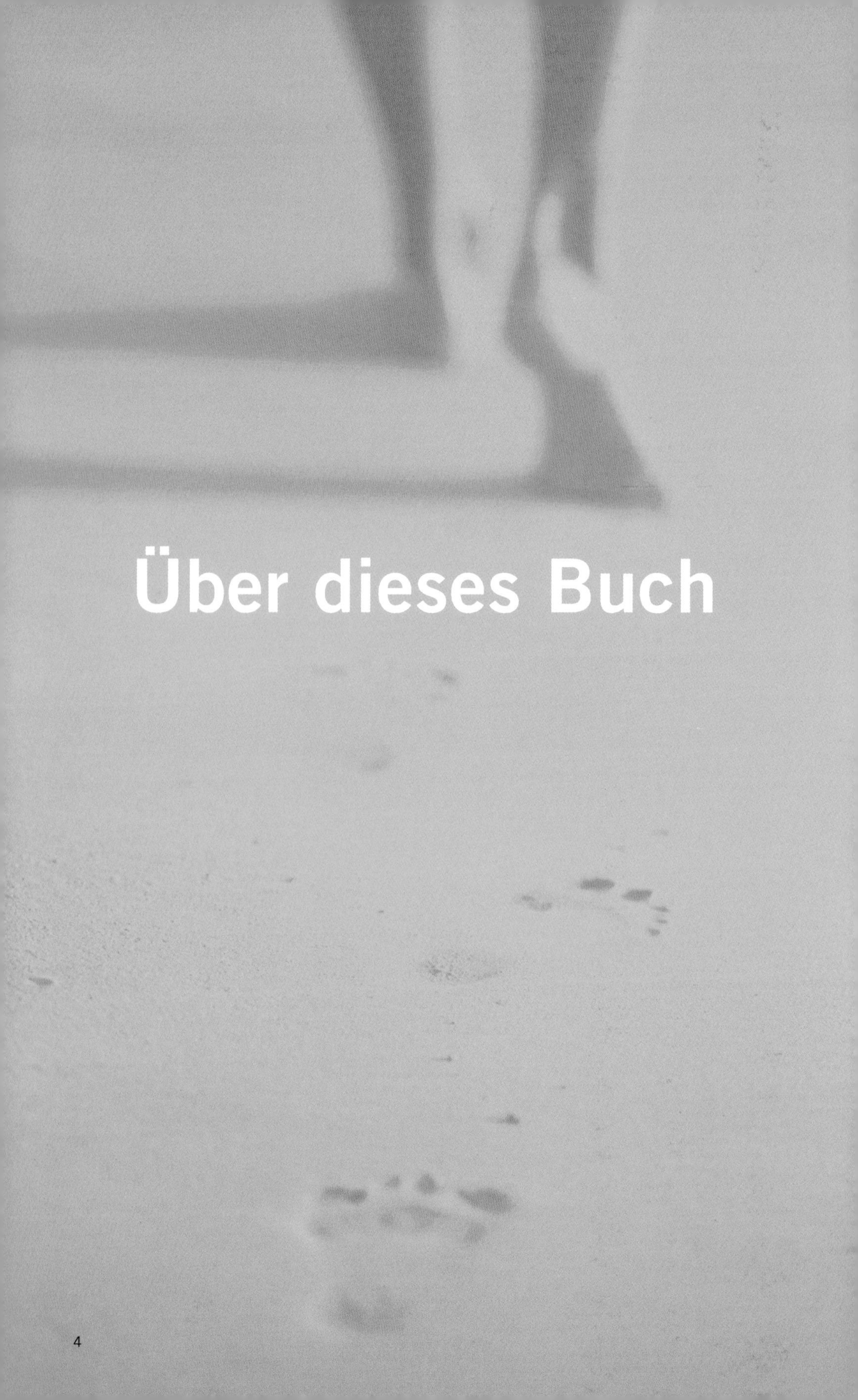

Über dieses Buch

Raus aus der Fußschmerzfalle

Wir gehen mit einer Selbstverständlichkeit davon aus, dass die Füße zu funktionieren haben, ohne dass wir uns besonders um sie kümmern müssen.

Dieses nachlässige Verhalten unseren Füßen gegenüber stellt sich für viele Menschen als folgenschwerer Trugschluss heraus.

Hat man erst einmal Probleme mit seinen Füßen, haben sich erste Anzeichen von Fehlstellungen manifestiert, steht man am Beginn einer Fußschmerzfalle, die mit zunehmendem Alter immer stärker zuschnappt.

Warum dies so ist und welche Möglichkeit es gibt, aus diesem Teufelskreis von Schmerzen und Fehlstellungen herauszukommen, wird in diesem Buch anschaulich erörtert.

Ganz wichtig ist es aufzuzeigen, dass es für die meisten Menschen keineswegs notwendig wäre, permanent mit den Schmerzen, die durch eine Fehlstellung verursacht werden, zu leben.

Es gibt einen Ausweg aus dieser Fußschmerzfalle. Es gibt eine Lösung für viele Probleme, die wir mit unseren Füßen haben. Eine Lösung, die vor allem darin besteht, dem Fuß Hilfe zur Selbsthilfe angedeihen zu lassen.

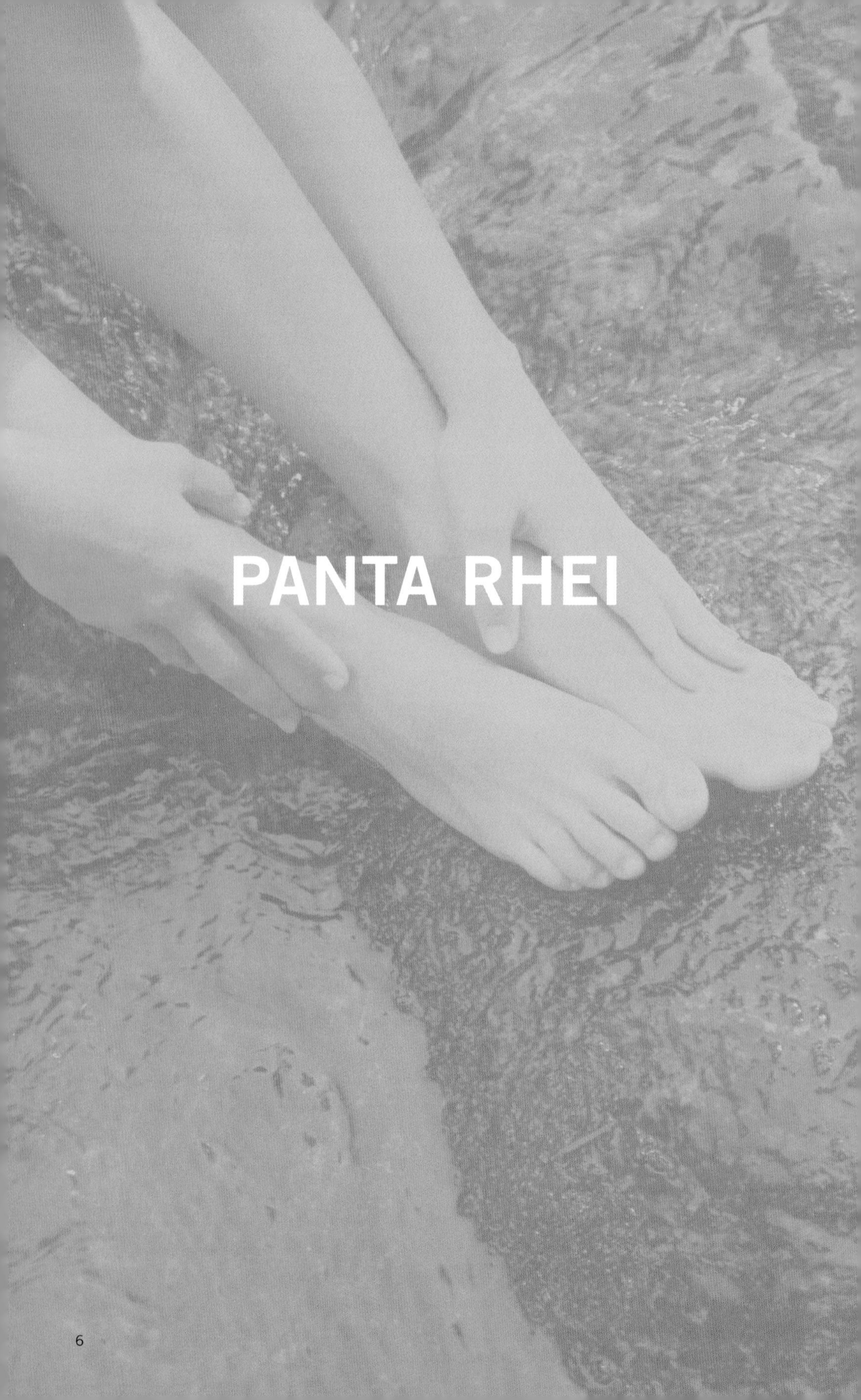

PANTA RHEI

Alles ist im Fluss!

Diese Erkenntnis der griechischen Philosophen erweist sich fast immer als richtig, wenn es da nicht wenige Ausnahmen gäbe, die auch immer Ausnahmen bleiben werden. Hierzu zählen in der Medizin die Anatomie und die Biomechanik. Beide bilden das Alphabet auch in der Behandlung des Fußes, sowohl für die konservative wie auch für die operative Therapie.

Im Fluss bleibt das Verständnis der am Fuß arbeitenden Therapeuten, die sich oft nur unmerklich dieses Alphabets besinnen und infolgedessen eine Sprache sprechen, die immer noch Vokabeln wie „vorderes Quergewölbe", „Dreipunktstand" oder „Metatarsalgie als Ausdruck des Spreizfußes" kennt.

Willy Jurtin war schon mit seinem ersten Buch der Biomechanik des Fußes verpflichtet und hat für seine Einlagenversorgung den richtigen Schluss gezogen, dass die Stabilisierung des Fußes nur gelingt, wenn das Talonavikular-Gelenk richtig eingestellt ist. Dieser Erkenntnis ist er treu geblieben, auch wenn er damit oft einsam im Kreise seiner Kollegen steht, während die Rekonstruktions-Chirurgie eben dieses Gelenk im Blick hat, um den Fuß operativ zu stabilisieren.

Willy Jurtin war trotz des Erfolges seiner Einlage nie zufrieden, sondern hat mit kritischer Erfahrung weiter an der Verbesserung der Materialien gearbeitet und ist der Weisheit „Alles ist im Fluss" gefolgt, ohne am Prinzip seiner Einlagenversorgung zu rütteln.

So haben wir mittlerweile viele tausend Patienten mit der Jurtin-Einlage versorgen und ihnen damit Operationen ersparen können.

Sein zweites Buch wird mit Sicherheit wieder einen großen Leserkreis gewinnen, der Neugierde nach den Hintergründen des Jurtin-Einlagensystems verspürt.

Dr. Alexander Sikorski *Mai 2012*

Dr. Alexander Sikorski ist Leiter des Malteser Fußzentrums in Rheinbach bei Bonn und Direktor der daran angeschlossenen Privatklinik. Er behandelt und operiert seit mehr als zehn Jahren ausschließlich Fuß- und Sprunggelenkserkrankungen.

Dr. Sikorski, der regelmäßig zu Kongressen eingeladen wird, lehrt sowohl in Europa als auch in den USA die biomechanischen Zusammenhänge bei Fußerkrankungen. Er berät Willy Jurtin in Sachen Biomechanik.

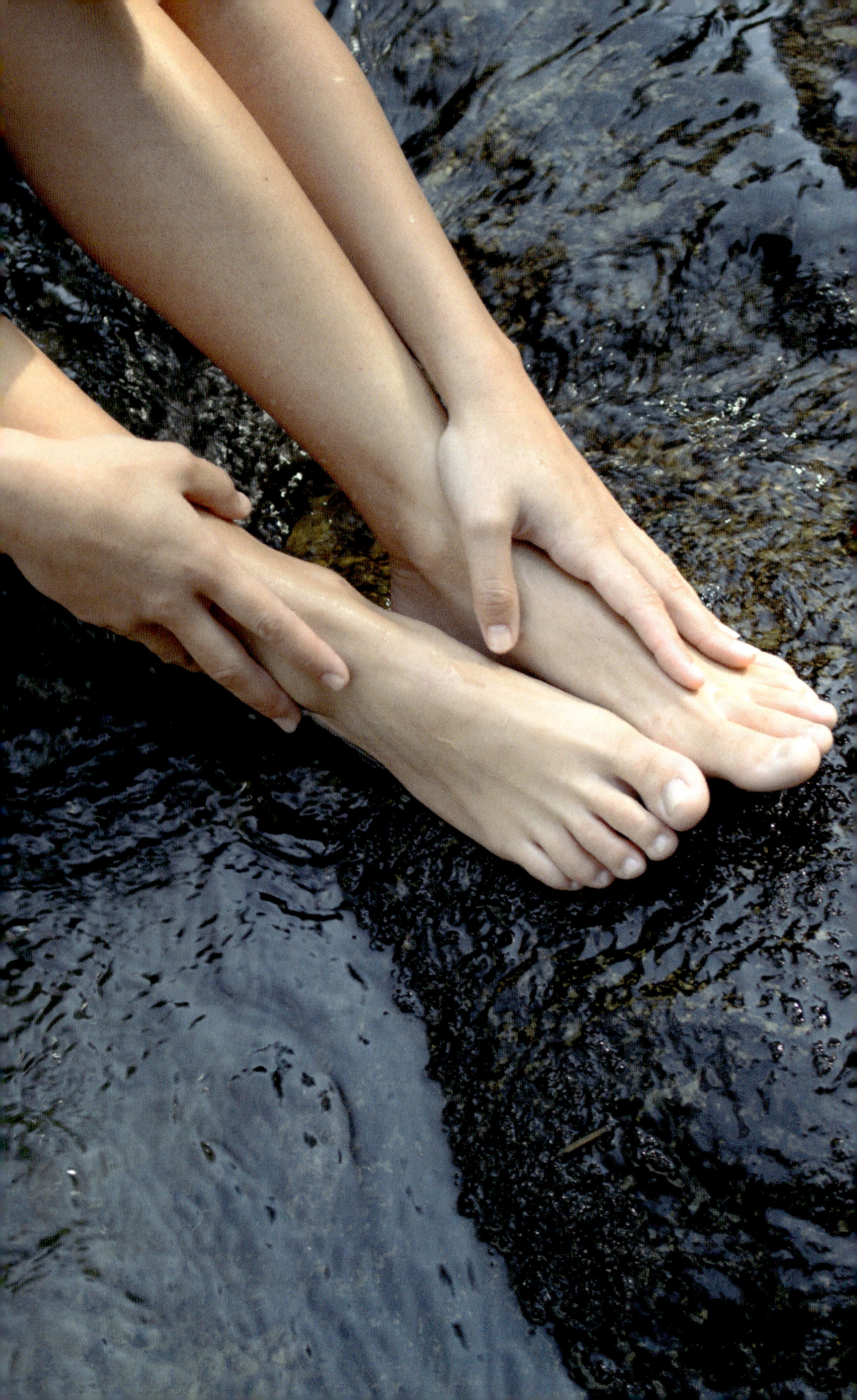

UNSERE FÜSSE – UNSER FUNDAMENT

Wir alle wollen sie haben: Schöne, gesunde Füße, die uns mit Leichtigkeit und Würde durchs Leben tragen. Füße, die nicht schmerzen, die keine Blasen und Druckstellen bekommen und die in jeden, wirklich jeden Schuh passen.

Kurz gesagt, wir wollen Füße haben, die funktionieren.

Und solange unsere Füße mitspielen und keine Probleme verursachen, nehmen wir sie meistens gar nicht besonders wahr.

Unbedankt und wenig beachtet

In den meisten Fällen denken wir nicht an unsere Füße, sondern an die Schuhe, mit denen wir die Füße bekleiden, herzeigen oder auch verstecken wollen.

Es ist uns überhaupt nicht bewusst, wie viel Unrecht wir ihnen mit dieser Einstellung tun. Wir sind uns auch selten darüber im Klaren, wie sehr wir die Füße vernachlässigen, wenn wir sie um jeden Preis in ein zu enges, oder ein zu hohes Schuhwerk zwängen.

Dieses Buch zeigt auf, wie wichtig unsere Füße für unser gesamtes Wohlergehen sind. Wohlergehen im wahrsten Sinne des Wortes. Denn, wenn sich einmal über die Jahre hinweg Fußprobleme, Fehlstellungen und damit verbunden, mehr oder weniger große Schmerzen etabliert haben, wird sich jeder seiner Füße „schmerzlich" bewusst.

Willy Jurtin hat langjährige Erfahrung mit Füßen, mit Fußproblemen sowie mit herkömmlichen orthopädischen Schuheinlagen. Sein unermüdlicher Drang, den Menschen zu helfen, hat Willy Jurtin angetrieben, seine Jurtin-medical-Systemeinlagen zu entwickeln und permanent zu verbessern.

„Wir haben nur ein Paar Füße."

Wie die Jurtin-medical-Systemeinlagen funktionieren und warum sie sich so erfolgreich etablieren konnten, wird in diesem Buch beschrieben. Da die Jurtin-medical-Systemeinlagen eine völlig andere Art der Einlagenversorgung sind – sie widerspricht gänzlich der derzeit gängigen Methode die Füße im belasteten Zustand für die Anfertigung der orthopädischen Einlagen abzubilden – wird in diesem Buch auch auf die Irrtümer und falschen Glaubenssätze, welche es in Bezug auf den Fuß gibt, eingegangen.

Die derzeit im deutschen Sprachraum noch immer gültige Meinung, dass es im Vorfuß ein Gewölbe gäbe und die darausfolgende Annahme, dass es den sogenannten Dreipunktstand gäbe, werden in diesem Buch kritisch beleuchtet. Denn diese falschen Annahmen ziehen einen schwerwiegenden Irrtum bei der Behandlung von Fehlstellungen nach sich: Den sogenannten Spreizfußpolster bei den orthopädischen Schuheinlagen.

Selbstverständlich werden gerade zu diesen falschen Glaubenssätzen international anerkannte Fußexperten zu Wort kommen.

Dass Willy Jurtin mit seiner Art der Einlagenversorgung Recht hat, belegen die vielen Dankschreiben glücklicher Menschen, die, nach langen und trostlosen Versuchen mit herkömmlichen Einlagen, wieder gut und vor allem schmerzfrei gehen können.

Auch Ärzte und hier vor allem Fußchirurgen und Zahnärzte sowie Therapeuten, die bei ihren Patienten sehr erfolgreich die jurtin'schen Einlagen anwenden, werden in diesem Buch zitiert.

Damit Sie, geschätzter Leser, gleich in medias res „gehen" können, beginnt das erste Kapitel mit einem Thema, das sicherlich sehr, sehr viele Frauen, aber auch zahlreiche Männer beschäftigt, nämlich die schmerzenden Füße.

Fußschmerzen

Die Füße verzeihen den lieblosen Umgang mit ihnen oft sehr lange. Sie sind anpassungsfähig und geduldig. Wenn aber der Bogen überspannt wird, äußern sie sich in Form von Schmerzen und Fehlstellungen. Sehr oft kommt es auch vor, dass gar nicht die Füße selbst wehtun, sondern dass der Schmerz in den Knien, den Hüften, den Schultern oder dem Kreuz sitzt.

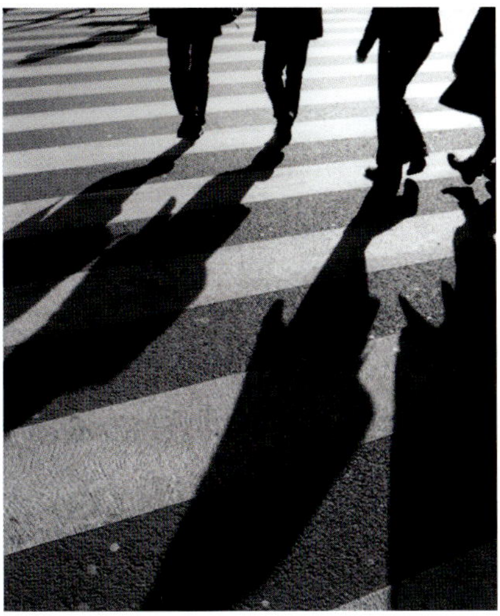

Es gibt auf Dauer wohl nichts Schlimmeres als auf Schritt und Tritt Schmerzen in den Füßen zu haben. Der ganze Körper wird davon in Mitleidenschaft gezogen. Besonders schwierig wird es für jene, die einen stehenden Beruf haben oder während ihrer Arbeitszeit viel gehen müssen.

Wir verlangen den Füßen viel ab. Unsere Tätigkeiten spielen sich selten in der freien Natur mit ihren unebenen und weicheren Böden ab. Die Böden, auf denen wir täglich stehen, gehen oder auch laufen, sind nahezu allesamt hart. Ob Beton oder Asphalt, das Auftreten ist bei diesen Unterlagen für die Füße immer sehr hart. Auch ein weich aussehender Teppichboden kann zwar das Auge, aber nicht die Füße täuschen. Dazu kommt, dass diese Böden völlig eben gestaltet sind. Eine Bodenbeschaffenheit, die in der Natur so nicht vorkommt, wenn man von einem zugefrorenen See absieht.

Die Füße wurden in ihrer biologischen Konstruktion für unebene Böden geschaffen. Die dadurch entstehende wechselnde Belastung trainiert alle Muskeln und Bänder und hält den Bewegungsapparat innerhalb der Füße fit. Werden die Fußmuskeln zu wenig beansprucht und trainiert, erschlaffen sie. Erschlaffte oder verkümmerte Muskeln sind dann nicht mehr in der Lage, den Fuß in seiner korrekten Position zu halten.

Die Folge davon sind die nur allzu bekannten und weit verbreiteten Fehlstellungen.

„Die Füße sind eine geniale Konstruktion.“

Die Konstruktion unserer Füße ist ein Meisterwerk.

Wenn wir gehen, stehen oder laufen, greift jedes noch so kleine „Rädchen“ ineinander. Aber die Füße sind keine Maschine, die nur nach mechanischen Grundsätzen abläuft. Die Anatomie reicht keineswegs aus, um das korrekte und richtige Gehen zu erklären. Nicht nur die Knochen des Fußskeletts können als die Hauptverantwortlichen beim Gehen ausgemacht werden, es sind in erster Linie die Muskeln und Bänder, die den Fuß in seiner richtigen Position halten. Genauer gesagt umfasst der Fuß 26 (28) Knochen, die durch 33 Gelenke miteinander verbunden sind und von mehr als 100 Bändern zusammengehalten werden.

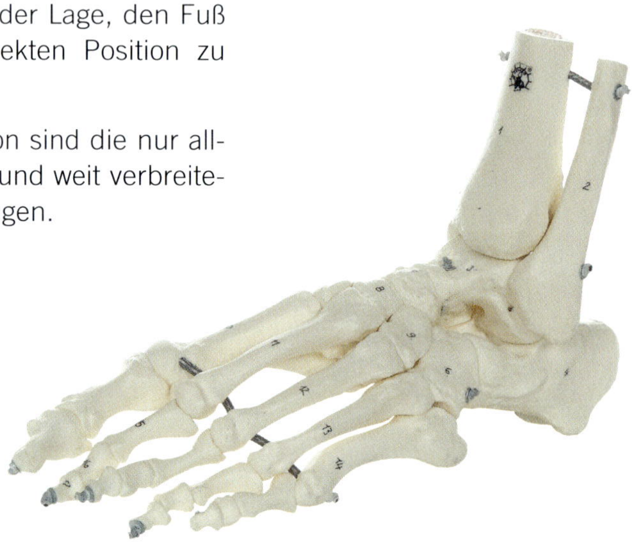

Dazu kommen noch 20 Muskeln, die mit ihren Sehnen für die Beweglichkeit sorgen. Aber auch für unsere Standfestigkeit. Gesamt gesehen hat der Fuß eine äußerst komplexe Struktur.

Beide Eigenschaften, die Beweglichkeit und die Standfestigkeit, sind die Charakteristika für einen gesunden Fuß.

Um gehen zu können, sind viele Muskeln, Sehnen und Knochen in Bewegung. Nicht nur die Füße bewegen sich, sondern der ganze Körper, mit Ausnahme des Kopfes, schwingt mit. Um den Drehschwung des Körpers beim Gehen auszugleichen, drehen sich dabei der Beckengürtel und der Schultergürtel in die entgegengesetzte Richtung.

So ist es auch naheliegend festzustellen, dass die gute Ausbildung von Bändern und Muskeln eine, im wahrsten Sinne des Wortes, tragende Rolle bei unseren Füßen spielen.

Allerdings ist nicht nur unsere Lebensweise, mit zu engen oder auch zu hohen Schuhen, zu harten und zu ebenen Böden und viel zu wenig Bewegung, Schuld an der vielfach vorhandenen Muskel- und Bänderschwäche. Es kann auch eine Frage der muskulären Veranlagung sein. Vor allem Frauen haben nachweislich eine Tendenz zu schwachen Bändern.

TIPP: **Viele Experten sehen im bloßen Gehen bereits das beste Trainingsmittel zur Erhaltung der Beweglichkeit und vor allem der Gesundheit.**

Die Füße sind unser Fundament

Darauf hinzuweisen, wie wichtig es ist, unseren Füßen viel Aufmerksamkeit und Sorgfalt zu widmen, ist ein Gebot der Stunde. Die heutige Lebensweise wird den Bedürfnissen unserer Füße nämlich nicht gerecht.

Der Fuß ist ein hochsensibles Organ, das, um seine volle Funktionsfähigkeit erhalten zu können, auch gut und richtig genützt werden will. Viel zu gehen, bevorzugter Weise barfuß und in der freien Natur, ist ein ganz wesentlicher Aspekt, der zur Gesundheit unserer Füße beiträgt. Unsere Füße erkennen die Unebenheiten des

Bodens und lieben diese auch. Sie unterscheiden einen weichen von einem harten Untergrund, stellen fest, ob etwas warm oder kalt ist und spüren etwas Spitzes ebenso wie etwas Rundes.

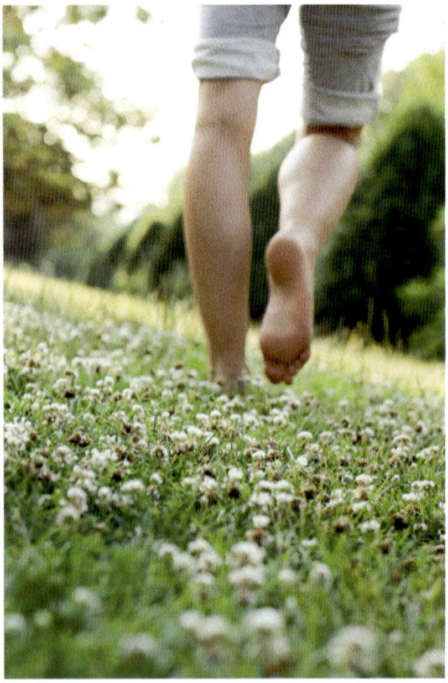

Der zentrale Baustein für die Statik des Körpers ist die Ferse.

Bei der Ferse handelt es sich um einen würfelartigen Knochen, das sogenannte Fersenbein. Dabei nimmt die Innenseite des Fersenbeins zwei Drittel und die Außenseite nimmt ein Drittel ein, wobei die Innenseite um drei Grad höher steht, als die Außenseite und somit den Fuß ins Gleichgewicht bringt.

Da die Ferse sozusagen der Grundstein ist, auf dem unser Körper ruht, ist die richtige Stellung des Fersenbeins von enormer Wichtigkeit. Wird die Ferse nämlich auf der Innenseite belastet, stellt sie sich schief und alle auf ihr aufbauenden Knochen rutschen ebenfalls in eine schiefe Lage, wodurch die richtige Zugbelastung der Achillessehne nicht mehr gegeben ist. Durch die schief gestellte Ferse werden in der Folge sowohl das Knie- und das Hüftgelenk sowie der gesamte übrige Bewegungsapparat beeinträchtigt.

Das Längsgewölbe zieht sich von der äußeren Fersenkante bis zum Grundgelenk der Großzehe. Dieses komplexe Gewölbe ist auf der Innenseite höher als auf der Außenseite. Es ist in seiner Struktur dreidimensional verschraubt. Durch das Längsgewölbe ergibt sich auch der für einen gesunden Fuß charakteristische Fußabdruck mit seinem flächigen Bodenkontakt auf der Außenseite und dem halbmondförmigen Aussehen auf der Innenseite.

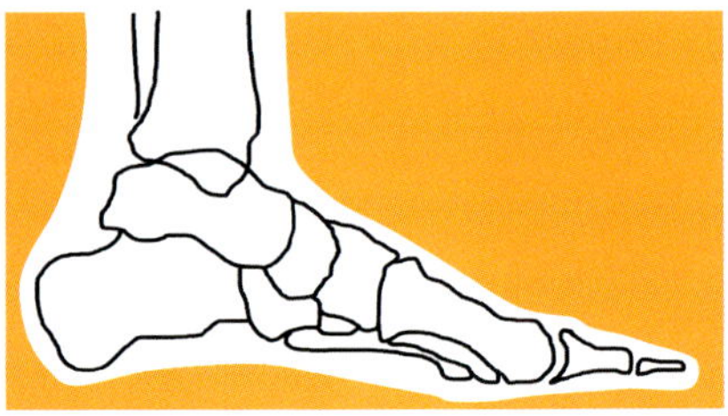

Bei jedem Schritt kommt es für den Fuß zu einem harten Aufprall auf dem Boden. Dabei entstehen Schockwellen, die durch den

Körper nach oben geleitet werden. Die Ferse berührt dabei den Boden mit dem dreifachen Körpergewicht.

Der wichtigste Stoßdämpfer ist der durch die Muskeln gefederte Vorfuß. Durch diese Muskeln im Vorfuß kommt es zu einer Beugung der Zehengrundgelenke und somit zu einer Stabilisierung des Vorfußes in der Längsrichtung.

TIPP: **Eine Fußgymnastik, idealerweise nach Dr. Larsen, hält die Füße gesund bzw. hilft uns, die Muskeln, Bänder und Sehnen zu stärken.**

Literaturhinweis: Gut zu Fuß ein Leben lang: Erfolgsmethode Spiraldynamik© – mit 50 wirkungsvollen Übungen

• Wie funktioniert der gesunde Fuß?

Beim richtig funktionierenden Fuß wird die Ferse drei Grad nach außen belastet. Das Fersenbein steht aufrecht und behält diese Position auch im Gehen bei – einen solchen Fuß bezeichnet man auch als korrekt koordiniert. Die Ferse dreht nach außen und der Vorfuß dreht nach innen. Bei der Belastung verkeilen sich die Keilbeine des Mittelfußes ineinander und gewähren so die Stabilität. Die Stoßdämpfung und die Federung übernimmt der Vorfuß.

„Der Fuß ist der am meisten belastete Teil unseres Körpers und verdient schon deshalb unsere Aufmerksamkeit."

• Wofür wurde der Fuß ursprünglich geschaffen?

Der Fuß wurde in seiner biologischen Konstruktion für unebene Böden geschaffen – die wechselnde Belastung trainiert alle Muskeln und Bänder und hält den Bewegungsapparat innerhalb des Fußes fit. Müssen die Füße – wie in unserer modernen Zivilisation – tagaus, tagein auf ebenen Böden gehen, erschlaffen die Fußmuskeln. Sie sind nicht mehr in der Lage, den Fuß in seiner korrekten Position zu halten.

Die Füße sind multifunktional angelegt. Sie müssen jeden Auftritt abfedern und Bodenunebenheiten und auch -härten ausgleichen. Sie müssen für eine dynamische Fortbewegung sorgen, sie müssen gleichzeitig stabil und beweglich sein, um so das Gleichgewicht zu halten. Vor allem beim Laufen wird ihnen Extremes abverlangt. Dabei müssen sie das Zehnfache des Körpergewichts aushalten.

• Wie steht und geht man richtig?

Der Fuß, der aus Vorfuß, Mittelfuß und Rückfuß besteht, ist eine in sich geschlossene Einheit.

Die Zehen bestehen aus 14 Knochen. Zwei in der großen Zehe und je drei in den kleinen Zehen. Die Zusammenführung der einzelnen Knochen erfolgt durch die Gelenke.

Die fünf Mittelfußknochen, die mit dem Rückfuß verbunden sind, erlauben mit ihren Gelenken das Heben und Senken des Vorfußes.

Der Rückfuß besteht aus zwei Knochen, mit dem Fersenbein als größtem aller Fußknochen.

Trotz ihrer wichtigen Aufgaben werden die Füße oft vernachlässigt und nicht selten wird bei der Schuhwahl dem modischen Aspekt mehr Aufmerksamkeit geschenkt, als der Funktionalität, die dem Fuß dienen sollte. Das führt mit der Zeit zu Deformationen, was heißt, dass Veränderungen im statischen Aufbau des Fußes entstehen können. Dadurch entstehen Fehlbelastungen, Funktionseinbußen und allzu oft Schmerzen.

Aber das ist noch nicht alles: Schmerzen in den Knien, Hüften und im Rücken haben oft die Ursache im Fundament „Füße".

INFO:

Beim Stehen befinden sich die Füße parallel auf dem Boden, das Gewicht ist gleichmäßig verteilt, alle fünf Zehengrundgelenke müssen den Boden berühren. Wirbelsäule und Kopf sind aufgerichtet.

Das physiologisch richtige Gehen beginnt mit der Fersenaußenkante. Setzt man den Fuß auf den Boden auf und beginnt mit dem Abrollen, so sollte dies von der Fersenaußenkante zum Kleinzehenballen gehen. Dann vom Kleinzehenballen über die Zehen dazwischen zum Großzehenballen.

Und schlussendlich geht es vom Großzehenballen zur Innenseite der Ferse. Bis alles wieder von vorne beginnt.

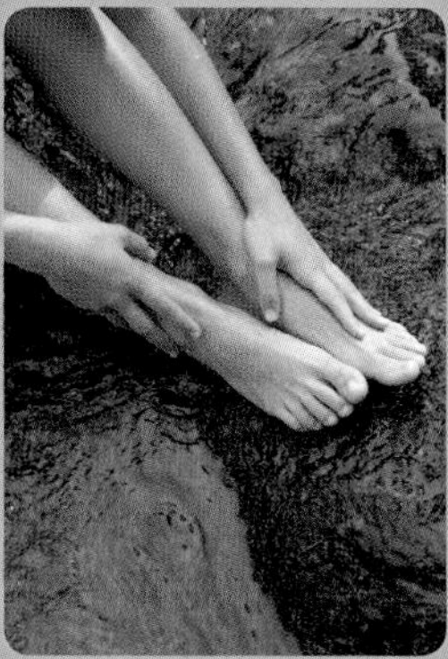

UNSERE FÜSSE –
UNSER FUNDAMENT

VON FUSSPROBLEMEN ZU PROBLEMFÜSSEN

Unsere Füße sind nicht nur unser Fundament, sie sind auch der Spiegel für unsere Gesundheit. Die ersten Symptome von Arthritis, Diabetes, Kreislauf- und Nervenstörungen zeigen sich im Fuß bzw. auf der Fußsohle (Fußzonenreflexe).

Pilzinfektionen zB machen rund 50 Prozent aller Fußprobleme aus. Gleich auf Platz zwei folgen orthopädische Fußprobleme – noch vor den Hühneraugen und den Warzen! Diese Zahlen gelten für das heutige Europa. (Merkle B. 2000)

Während der Körper und vor allem die Füße in der Jugend viel verzeihen, entwickeln sich die Probleme mit den Füßen mit zunehmendem Alter zu ziemlich ausgeprägten Problemfüßen.

In der Patientengruppe ab 60 Jahren leiden bereits 50 Prozent an orthopädischen Fußdeformitäten. Das heißt, jeder zweite Fuß ist dann zu einem Problemfuß geworden. Und die Tendenz ist steigend.

Fehlstellungen

Die häufigsten Fehlstellungen, die seit Jahrzehnten mit orthopädischen Schuheinlagen versorgt werden, sind der Knickfuß, der Knick-Senkfuß, der Plattfuß und der Hohlfuß.

• Der Knickfuß

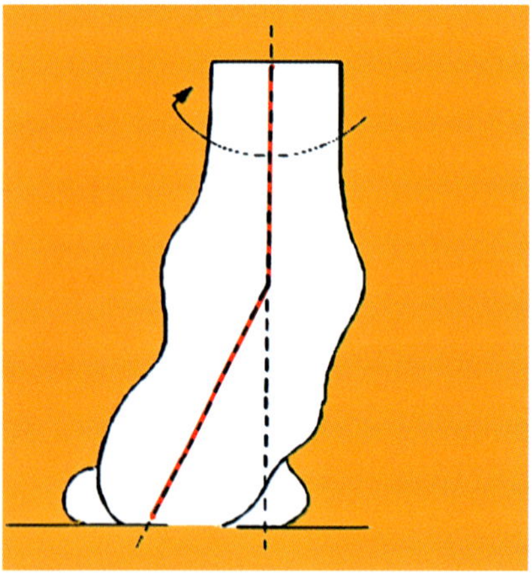

Da das Fersenbein auf der Innenseite nur einen kleinen balkonartigen Vorsprung besitzt, ist es dort den Belastungen nicht immer gewachsen und knickt ein. Die Knickfußstellung ist an den Innenknöcheln sichtbar.

Nicht selten ist der Knickfuß auch die Ursache für starke X-Beine. In diesem Fall weisen die Kniescheiben nach innen, die Kniegelenke werden völlig falsch belastet, was wiederum zu einer Fehlbelastung der Hüften und der Wirbelsäule führt.

„Fast jeder Mensch hat einen leichteren oder stärkeren Knickfuß.“

Der Knickfuß tritt oft schon in jungen Jahren auf. Die Sohlen sind bei Menschen mit einem Knickfuß an der Innenseite deutlich mehr abgetragen, als an der Außenseite.

TIPP: **Überprüfen Sie vor dem Spiegel, ob und wie weit Sie mit der Ferse nach innen knicken.**

• Der Knick-Senkfuß

Besonders verbreitet ist der sogenannte Knick-Senkfuß.

Durch den Knickfuß flacht das Längsgewölbe ab und geht in die Position des Senkfußes.

Der Knick-Senkfuß ist immer auf einer Körperseite stärker ausgeprägt als auf der anderen. Bei den meisten Menschen ist die linke Seite stärker betroffen. Der Grund dafür ist bis heute unbekannt.

Diese Dysbalance führt zu Störungen in der gesamten Statik: Das nach innen kippende Fersenbein zieht auch das auf ihm liegende Sprungbein nach innen. Durch diese Rotation des Sprungbeins kommt es auch zu einer Verdrehung in der Malleolengabel (Knöchelgabel). Die Rotation setzt sich auch im Unterschenkel fort, die wiederum eine Verdrehung im Kniegelenk zur Folge hat, da der Oberschenkel der Bewegung nicht direkt folgen kann.

Das Kniegelenk wird einseitig belastet, der Druck auf die Menisken nimmt zu, die Kreuzbänder werden gedehnt und gereizt.

Auch oberhalb des Knies versucht der Körper das durch das

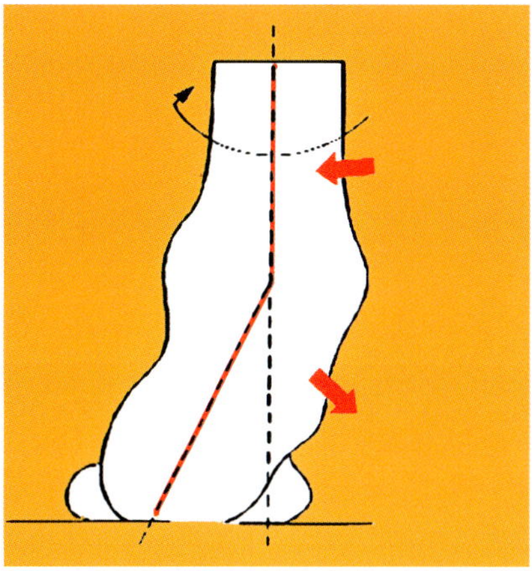

Fersenbein verursachte Ungleichgewicht durch Gegenbewegungen auszugleichen, die sich bis in den Bereich des Unterkiefers fortsetzen.

Die ersten Schmerzen entstehen, wenn der Fuß bei längerer Belastung seine Stabilität verliert. Erhalten die Muskeln eine Pause, erholen sie sich anfangs zwar wieder, da aber das Grundproblem nicht gelöst ist, verlieren sie im Laufe der Zeit endgültig ihre Kraft.

Der starke Druck auf den Vorfuß führt oft auch zu einer Hornhaut, wodurch der Druck und die Schmerzen weiter zunehmen.

• Der Plattfuß

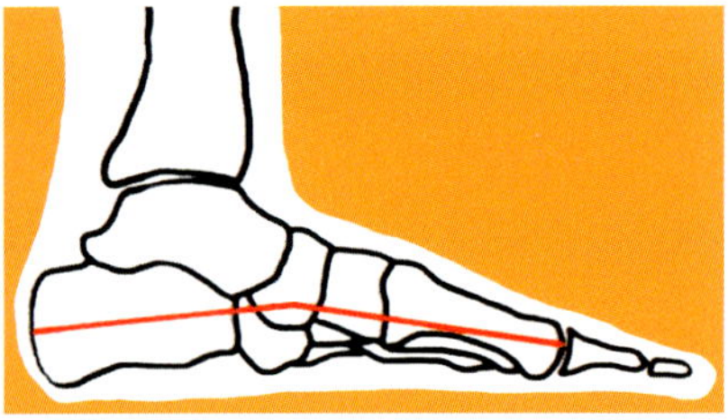

Der Plattfuß wiederum entsteht aus dem Knick-Senkfuß.

Durch das einseitige Einknicken wird das Fußgewölbe stark abgeflacht oder überhaupt aufgehoben, das Längsgewölbe ist ganz abgesenkt. Der Fuß verliert an Elastizität und kann nicht mehr effizient abrollen.

Ein Mensch mit einem ausgeprägten Plattfuß ist kaum mehr in der Lage auf Zehenspitzen zu stehen. Die weiteren unangenehmen Folgen sind Druckstellen, Hühneraugen und Schleimbeutelentzündungen. Im fortgeschrittenen Stadium kann es durch eine Arthrose zur Versteifung des Fußes kommen.

• Der Hohlfuß

Gekennzeichnet ist diese Fußfehlstellung durch einen hohen Rist.

Der Fuß verliert seine Fähigkeit gut abzurollen. Um die Stabilität dennoch zu gewährleisten, krallen sich die Zehen am Boden fest und verkürzen sich – man spricht von sogenannten Krallenzehen. An den Zehen und Ballen entstehen Druckstellen – die klassischen Hühneraugen.

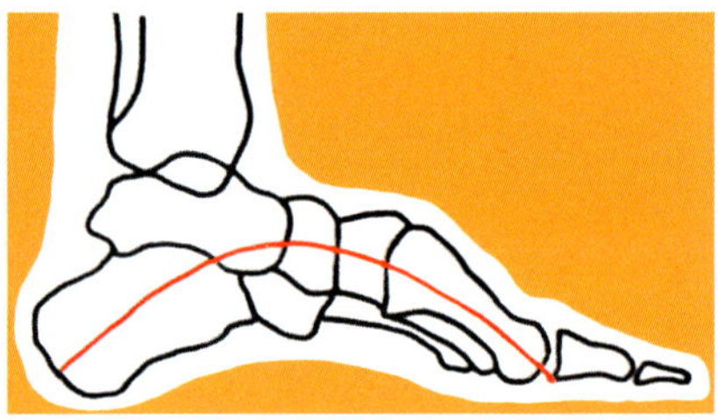

Beim Hohlfuß zeigt sich im Gegensatz zum „Plattfuß“ eine übermäßige Wölbung des inneren Längsgewölbes. Sehr oft ist dies anlagebedingt. Aber auch Krankheiten können die Ursache sein.

Die Folgen

• Hallux valgus

Wenn sich die Großzehe auf Abwege begibt.

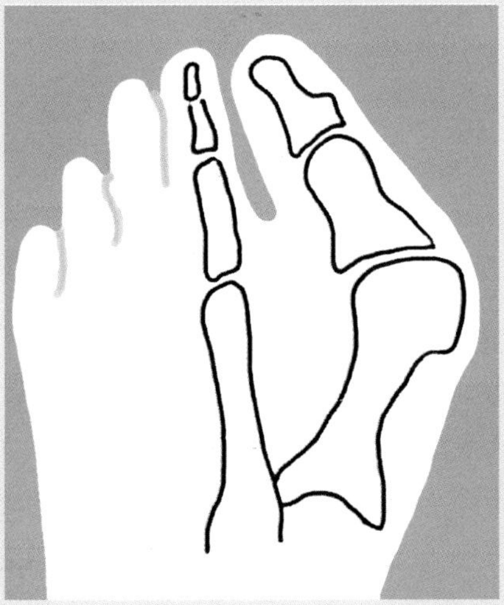

Hallux valgus ist der medizinische Fachausdruck für den pathologischen Schiefstand der großen Zehe. Volkstümlich wird diese Großzehenschiefstellung auch Frostbeule genannt.

Der Hallux valgus ist die häufigste Zehendeformität und kann gut und gerne als das Fußtrauma der meisten Frauen bezeichnet werden. Nicht nur, dass diese Verformung zu sehr schmerzhaften Entzündungen führen kann, verursacht sie zudem auch große Probleme beim Schuhkauf.

Die schicken Modelle verbleiben sehr oft im Regal.

Die Ursache für dieses weitverbreitete Leiden liegt ebenfalls in der Schiefstellung des Fersenbeins. Durch die darauffolgende falsche Druckverteilung weicht die große Zehe zur Mitte des Fußes hin ab, wobei sie auch alle anderen Zehen abdrängt oder über bzw. unter die zweite Zehe ragt. Am Ballen der großen Zehe entstehen oft schmerzhafte Druckstellen und Entzündungen.

Traditionell wird bei Hallux valgus versucht, das Problem und die Schmerzen durch eine Operation zu beseitigen. Oft wird auch aus Gründen der Körperästhetik operiert. Dabei wird gerne übersehen, dass die „Frostbeule" keine Krankheit ist, sondern ein Symptom, das von der Schiefstellung des Fersenbeins ausgeht. Da die schief gestellte Ferse durch die Operation unbeeinflusst bleibt, beginnt die Großzehe nach einiger Zeit erneut nach innen zu wandern und die ganze Prozedur, mit allen Schmerzen und sonstigen Erscheinungen, beginnt von Neuem.

• Fersensporn

Der Knickfuß ist auch ein Auslöser für den Fersensporn. Die häufigste Form ist der untere Fersensporn, die Plantarfasziitis.

Dabei führt das Zusammenspiel eines Knickfußes bzw. eines Knick-Senkfußes mit der Plantarsehne und der Achillessehne, aufgrund der ständigen statischen Fehlbelastung, zu einer Überdehnung der Sehnen.

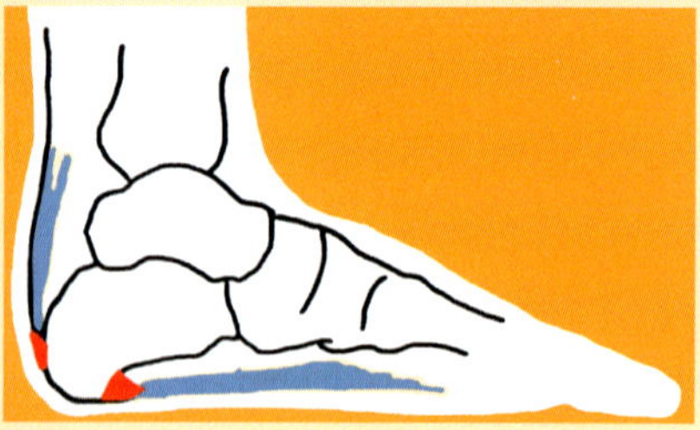

Das erzeugt einen punktuellen Überdruck und Schmerzen an der Innenkante der Ferse.

Weniger häufig tritt der hintere Fersensporn auf, der sich an der Rückseite der Ferse, im Ansatzbereich der Achillessehne, befindet. Auch hier kommt der Überdruck aufgrund der falschen Belastung durch den Knick- bzw. den Knick-Senkfuß zustande.

• Hammerzehe

Die Hammerzehe ist eine der häufigsten Fehlstellungen und betrifft vor allem Frauen im höheren Lebensalter.

Durch einen Knickfuß oder einen Knick-Senkfuß wird der Fuß länger und auch breiter. Dadurch kommt es zu einer Verkürzung der Sehnen, die die Zehen dazu zwingt, sich einzukrallen.

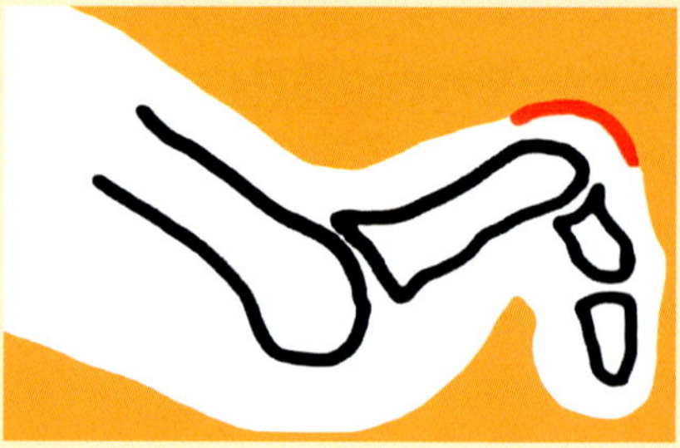

Die Zehen finden im Schuh immer weniger Platz und an ihren Rücken entstehen Rötungen und Hühneraugen.

• Hallux rigidus

Die Abweichung der Großzehe ist bereits am Limit angelangt.

Während sich die große Zehe beim Hallux valgus bloß mehr oder weniger auf Abwegen befindet, ist sie beim Hallux rigidus bereits an ihre Grenzen gestoßen.

Hier handelt es sich um eine arthrosenbedingte Einsteifung des Großzehengrundgelenkes. Durch die Versteifung der Großzehe kann der Fuß nicht mehr abrollen. Das verursacht Schmerzen.

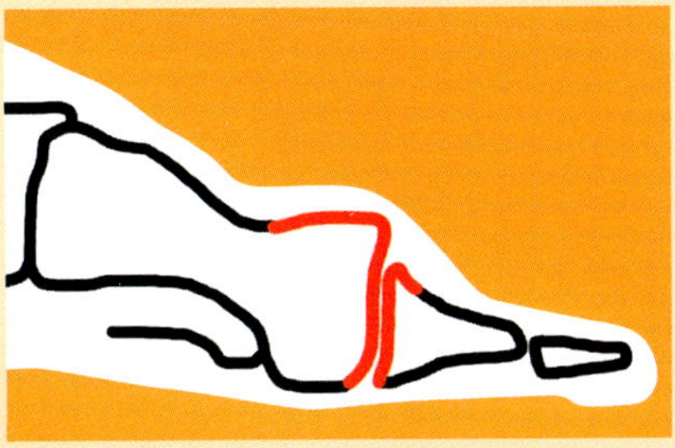

Der Hallux rigidus ist bereits die zweithäufigste Pathologie der großen Zehe.

• Schneiderzehenballen

Mit dem Hallux valgus geht meist auch ein verdickter Kleinzehenballen einher.

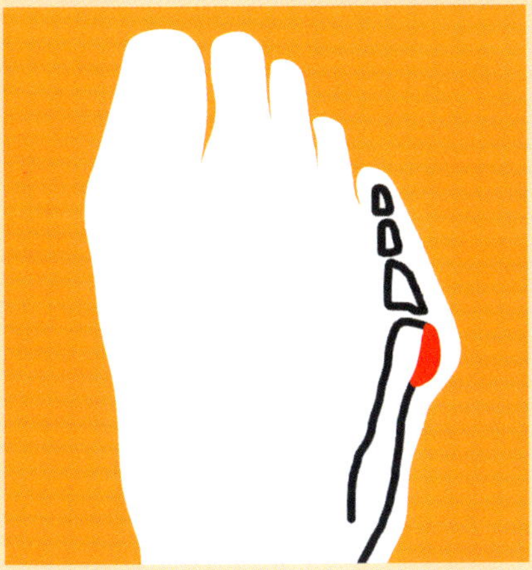

Ähnlich wie bei der Großzehe, kann es auch bei der kleinen Zehe Fehlstellungen geben, wenn der entsprechende fünfte Mittelfußstrahl zu weit abgespreizt ist. Es bildet sich eine schmerzhafte Schwiele am Köpfchen des Mittelfußknochens, welche im Schuh drückt.

Die kleine Zehe weicht, wie es der Name schon andeutet, wie im „Schneidersitz" zur Körpermitte nach innen ab.

INFO: **Bei Fußfehlstellungen kommt es zu einer Vielzahl unterschiedlicher Symptome:**

- Schmerzen in den Füßen nach einer längeren Belastung.

  Damit geht eine Störung der Muskelpumpenfunktion und des venösen Blutflusses zum Herzen einher. Die Folgen sind Krampfadern und Besenreiser am inneren und äußeren Knöchelbereich.
- Schmerzen im Knie mit dem erhöhten Risiko einer Meniskusläsion.
- Schmerzen in der Hüfte oder in der gesamten Wirbelsäule.
- Verspannungen der Nackenmuskulatur mit den daraus resultierenden Kopfschmerzen.
- Eine ganz wichtige und sehr oft unterschätzte Folge ist die Fehlstellung des Unterkiefers.

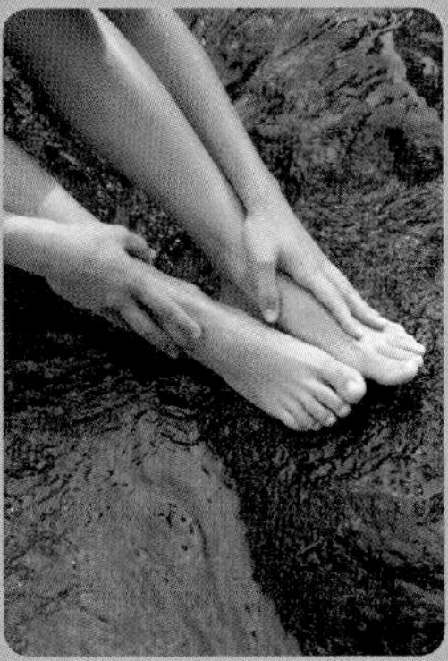

UNSERE FÜSSE –
UNSER FUNDAMENT

IRRTÜMER UND FALSCHE GLAUBENS-SÄTZE

„Man braucht nicht immer denselben Standpunkt zu vertreten, denn niemand kann einen daran hindern, klüger zu werden.“

Konrad Adenauer

Man lernt nie aus. Auch die Erkenntnisse in der Medizin bleiben nicht stehen. Immer wieder gibt es neue Forschungsergebnisse, werden interessante Zusammenhänge entdeckt bzw. neu interpretiert.

Trotzdem blieben in unseren Breitengraden, und damit ist in erster Linie der deutschsprachige Raum gemeint, gerade in Bezug auf die Füße einige Irrtümer und falsche Glaubenssätze ungeprüft erhalten. Wiewohl es in anderen Teilen der Welt bereits neue Erkenntnisse gibt. Vorreiter sind hier vor allem die USA.

Der falsche Glaubenssatz:
Das Quergewölbe im Vorfuß

Ein elementarer, ungeprüft übernommener Glaubenssatz, der bis heute nicht auszurotten war, ist der, dass es im Vorfuß ein Quergewölbe gäbe.

Und dass dieses Quergewölbe bei Knickfüßen aufgrund der Belastung nachgibt und einknickt.

Viele ausschließlich anatomisch geschulten Orthopäden und Orthopädietechniker halten nach wie vor daran fest.

Eine Überzeugung, die sich für viele, die an Fußfehlstellungen leiden, als nicht zielführend erwiesen hat.

Der falsche Glaubenssatz:
Der Dreipunktstand

Dieser Glaube an das Quergewölbe im Vorfuß zieht einen weiteren Irrtum nach sich: Den des Dreipunktstandes. Dieser besagt, dass der Mensch, wenn er aufrecht steht, sein Gewicht auf die Ferse, dem Ballen der kleinen Zehe und dem Ballen der großen Zehe verteilt.

Eine Schlussfolgerung, die sehr logisch erscheint, wenn man von einem Quergewölbe in diesem Bereich ausgeht. Trotzdem ist diese Annahme falsch.

Zwar gibt es ein Quergewölbe im Fuß, aber dieses Quergewölbe befindet sich bei der Lisfranc'schen

Linie und nicht im Bereich des Vorfußes. Es ist weiter hinten angesiedelt.

Fakt ist, dass beim Auftreten des Fußes alle fünf Zehengrundgelenke den Boden berühren. Wenn nicht alle fünf Zehengrundgelenke den Boden berühren, so ist es für den Fuß unmöglich, physiologisch richtig abzurollen.

Der natürliche Abrollvorgang kann gar nicht stattfinden.

Der falsche Glaubenssatz:

Schuheinlagen mit Spreizfußpolster

Die fatale Folge dieses Irrtums mündet in der noch immer weit verbreiteten Anwendung des Spreizfußpolsters bei der orthopädischen Versorgung mit herkömmlichen Einlagen. Zum Leidwesen Unzähliger, die auf die herkömmlichen Einlagen mit den Spreizfußpolstern angewiesen waren und es vielerorts noch sind.

Circa 80 Prozent dieser herkömmlichen Einlagen werden gar nicht getragen. Kein gutes Geschäft für beide Seiten. Vor allem tut sich der Patient nichts Gutes, wenn er, trotz Beschwerden, an den herkömmlichen Einlagen festhält.

Warum keinen Spreizfußpolster?
Der Spreizfußpolster hebt das zweite, dritte und vierte Zehengrundgelenk an. Dadurch sind das Kleinzehen- und das Großzehengrundgelenk der größten Belastung ausgesetzt. Außerdem werden dadurch auch der zweite und der dritte Mittelfußknochen angehoben, was nach der Lehre der Biomechanik nicht passieren darf!

Durch den starken, andauernden Druck bzw. durch die Belastung des Großzehengrundgelenkes bekommt der Hallux valgus eine sogenannte Überdruckbelastung. Auch der Kleinzehenballen erfährt eine Fehlstellung, weil er nach außen gedrückt wird und in die Position des Schneiderzehenballens geht.

So könnte man meinen, dass die herkömmliche Art der Einlagenversorgung die Fußprobleme nur verstärkt. Und bei genauerer Betrachtung der Sachlage ist es auch so. Die Verschreibung und die Erzeugung der herkömmlichen Einlage erfolgt zwar guten Glaubens, ist aber nichts weiter, als der missglückte Versuch, den Teufel mit dem Beelzebuben austreiben zu wollen.

INFO:

Im Vorfußbereich befinden sich, ausgehend von der Reflexzonenmassage, der Solar plexus und die Herzzone.

Durch eine falsche Dauerdruckbelastung werden beide Reflexzonenpunkte einer extremen Belastung ausgesetzt.

Zum Thema des Spreizfußpolsters und dem diesem zugrundeliegenden falschen Glaubenssatz des Quergewölbes im Vorfuß, lassen wir zwei der arriviertesten Fuß- und Einlagenspezialisten der USA zu Wort kommen:

"

Der überaus verbreitete Metatarsalpolster (Spreizfußpolster) hat seinen Ursprung im sogenannten Mittelfußgewölbe, dem Arcus pedis transversalis. Um bei Problemen dieses vermeintliche Gewölbe zu unterstützen, wird seit Jahren immer wieder ein Füllpolster propagiert.

Tatsächlich existiert dieses „Mittelfußgewölbe“ jedoch überhaupt nicht, da alle fünf Mittelfußköpfchen gleich auf der Auflagefläche (dem Boden) aufliegen.

Es gibt keinen vernünftigen Grund, warum die Natur den Vorfuß mit einem Gewölbe versehen hätte sollen, da eine Struktur dieser Art den zentralen Mittelfuß vom Boden nach oben heben und damit den ersten und fünften Mittelfußknochen verstärkt belasten würde.

Werden die zweiten, dritten und vierten Mittelfußköpfchen angehoben, so werden einerseits die lastaufnehmenden Erforderlichkeiten dieser Köpfchen verstärkt, was zur Hornhautbildung unter dem zweiten, dritten und vierten Mittelfußköpfchen beitragen oder diese verschlimmern kann.

Andererseits könnte behauptet werden, dass wenn die zweiten, dritten, und vierten Mittelfußköpfchen angehoben werden, die Belastung auf dem ersten und dem fünften Mittelfußköpfchen verstärkt wird.

Dies stimmt allerdings nicht: Wenn Sie Ihren eigenen Vorfuß mit einem Spreizfußpolster unterlegen, werden Sie feststellen, dass der mittlere Teil des Vorfußes nun stärker belastet ist.

Denn im Gegensatz zum zweiten, dritten und vierten Mittelfußköpfchen, welche als Einheit funktionieren, haben das erste und das fünfte Mittelfußköpfchen individuelle und getrennte Bewegungsachsen.

Erhöhte Belastung und somit Stress auf das erste und das fünfte Mittelfußköpfchen haben zur Folge, dass sie, um diesem Stress zu entgehen, den Vorfuß anheben. Die abnormale (ungewöhnliche oder übermäßige) Anhebung des ersten Mittelfußköpfchens führt zur Bildung chronisch entzündeter Großzehenballen (Hallux valgus). Die übermäßige Anhebung des fünften Mittelfußköpfchens führt zur Bildung von Schneiderzehenballen.

Zusammenfassend sei gesagt, dass „Spreizfußpolster" kontraindiziert sind, weil sie entweder unter dem zweiten, dritten und vierten Mittelfußköpfchen eine Hornhautbildung verursachen oder eine Entzündung des Zehenballens am ersten Mittelfußköpfchen oder einen Schneiderzehenballen am fünften Mittelfußköpfchen herbeiführen.

”

Dennis N. Brown **Prof. Chris Smith**

Northwest Podiatric, USA

Der falsche Glaubenssatz:

Fußabdruck im belasteten Zustand

Ein weiterer falscher Glaubenssatz ist die noch immer gültige, von vielen Ärzten und auch von den Krankenkassen unterstützte Anpassung der Schuheinlagen nach einem Abdruck.

Bei dieser Methode, egal, ob im Gipsbett, im Schaum oder nach einem Computer-Messsystem, handelt es sich immer um einen Abdruck, bei dem der Fuß im belasteten Zustand abgebildet wird.

Das heißt, der jeweilige Patient steht mit seinem ganzen Gewicht auf dem Fuß, der bereits eine Fehlstellung hat.

So gewonnene Abdrücke können klarerweise nur den pathologischen Istzustand abbilden. Dazu kommt, dass sich der Fuß bei Belastung um bis zu zwei Schuhgrößen verändern kann.

Der Orthopädietechniker zieht anhand des Negativabdruckes Rückschlüsse auf den gesunden Fuß. Sein Können und seine Erfahrung sind dafür entscheidend, welche Form die orthopädische Einlage schlussendlich haben wird.

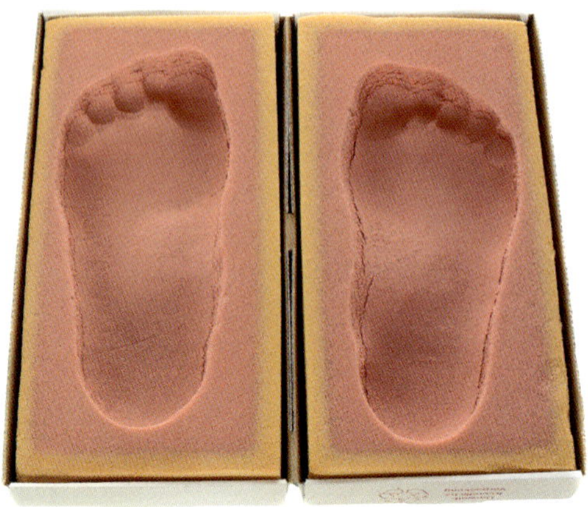

INFO: **Ein Fußabdruck im belasteten Zustand bildet die Fehlstellung des Fußes ab.**

In den meisten Fällen wird den Orthopädietechnikern während ihrer Ausbildung nur die Anatomie gelehrt. Die Biomechanik ist in den vergangenen Jahren aus den Lehrbüchern verschwunden. Dementsprechend wird noch immer nach dem Prinzip des klassischen Spreizfußpolsters ausgebildet.

Schuheinlagen gibt es bereits seit den 30-er Jahren. Von jeher war es das Ziel, mit den Schuheinlagen, den Fuß zu unterstützen. Zu Beginn der Einlagenversorgung wurden die Abdrücke, es handelte sich dabei um Gipsabdrücke, noch im hängenden Zustand gemacht.

Wie fast überall, hat sich die Ökonomisierung auch bei der Einlagenversorgung eingeschlichen. Nicht nur die Vorlagen für die Abdrucke werden industriell hergestellt, sondern auch die Einlagen.

Der Unsinn mit dem Spreizfußpolster wird von Dr. Alexander Sikorski sehr anschaulich beschrieben:

”

Adieu Pelotte!

(Ein Abgesang)

„Die Erde ist keine Scheibe“ – diese wissenschaftliche Erkenntnis hat das menschliche und wissenschaftliche Denken revolutioniert. Das erste öffentliche Behaupten dieser These hat Menschenleben gefordert. Große Denk- und Machtzentren mussten zwar Abbitte leisten und haben es trotzdem geschafft, sich der Naturwissenschaft zu fügen.

Die Pelotte (den Spreizfußpolster), den „Liebling“ einer ganzen Handwerkerzunft und das Wissen einer großen Ärztegruppe mit ihrer unvergessenen Tradition in Frage zu stellen, gemahnt unweigerlich an das oben erwähnte Umdenken. Freilich ist bei diesem Infragestellen noch kein Mensch zu Tode gekommen, soweit man jedenfalls weiß.

Dabei wäre alles so einfach, wenn der Mensch nur dort in Traditionen verhaftet bliebe, wo es sinnvoll erscheint. Wenn er sich, neben der Traditionspflege, auch fortbildete und nicht mehr nur aus alten Büchern abschriebe.

Akademische Titel werden zur Maskerade, wenn man nicht bereit ist, sich von eingeschlichenen Irrmeinungen in der „Lehre von der Medizin" – um den Gebrauch des Prädikates „Wissenschaft" zu umgehen – zu verabschieden und diese auch nicht mehr zu lehren.

In Deutschland ist die Lehre vom Fuß, die „Podologie", in den vergangenen Jahren mehr und mehr in den Mittelpunkt des Interesses gerückt. Zwei große Fußgesellschaften leistet sich das geeinte deutsche Land, neben den Zünften und Innungen, die sich – und dies ist einzigartig auf der Weltkugel – um ein hoch qualifiziertes Handwerk kümmern.

Über die Fußerkrankungen bei Diabetes mellitus sind Internisten und Podologen hinzugekommen. Und die neurologisch bedingte Fußpathologie hat auch Neurologen dem „Chor" der Fußtherapeuten beitreten lassen.

Aber: Nicht allein in Bayreuth ist ein Chor nur so gut wie sein Leiter. Und wer könnte diesen heterogen geschulten Chor, der die Füße besingt, leiten? Richtig: Das könnte kein Mensch!

Deswegen heißt es, in den Urtext zu schauen, der in diesem Fall kein Religionskompendium und auch keine Esoteriksammlung sein kann.

Anatomie und Biomechanik heißen die beiden Folianten, die unbestechlich und unverdorben dazu Auskunft geben, wie die „Musik der Füße" möglichst wohltuend und heilend klingen könnte.

Und hier finden alle Sänger, dass es ein Quergewölbe an den Mittelfußköpfchen nicht gibt, welches unserer gut gemeinten Stütze bedarf. Hier liest sich auch an anderer Stelle, dass sich die Basis des zweiten Mittelfußknochens in ihrer besonderen dreigelenkigen Verankerung nicht bewegen lässt. Ein Anheben dieses Knochens ist nur mit schmerzhafter Gewalt möglich, die der Patient mit dem „Einlegen“ der Einlage in den Schrank quittiert.

Im deutschsprachigen Lehrbuch „Biomechanik des Fußes“, das nach Vernichtung von 800 Restexemplaren nur noch auf dem Schwarzmarkt in Form von Raubkopien erhältlich ist, steht, dass der erste Strahl einschließlich der Großzehe der Hauptlastträger des Fußes ist, gefolgt von den kleineren Mittelfußknochen in abnehmender Lastaufnahme.

Wenn dieses Prinzip durch Insuffizienz des ersten Strahls durchbrochen wird, geht die Hauptlast auf den zweiten Mittelfußknochen über, was einen Großteil der Zehenfehlstellungen und der Metatarsalgien begründet.

”

Entscheidend für die Stabilität des Fußes und die geordnete Lastaufnahme am Vorfuß ist das untere Sprunggelenk mit seiner vorderen Gelenkfacette, dem Talonavikular-Gelenk. Hier erfolgt die Stabilisierung der subtalaren Platte, der anatomisch-biomechanischen Einheit distal des unteren Sprunggelenkes.

Kein Wunder also, dass alle konservativen wie auch operativen Maßnahmen zum Ziel haben müssen, dieses Talonavikular-Gelenk zu reponieren und damit den Fuß zu stabilisieren. Und so bekommt das „Verschrauben“ des Fußes in Form der Vorfuß-Pronation einen biomechanisch-anatomischen Sinn. Die „Spiraldynamik“ in der Physiotherapie und die von Willy Jurtin inaugurierte „Biomechanik“ im Einlagenbau realisieren heute, was Fußchirurgen mittels Korrektur-Osteotomien oder Rückfuß-Arthrodesen dann versuchen, wenn die konservative Behandlung nicht ausreicht oder unmöglich ist.

Und wenn überlastete Mittelfußknochen nicht anzuheben sind, was dann?

Ganz einfach: „Weichbetten“ mit punktueller Druckentlastung des schmerzhaften Mittelfußköpfchens. Das wunderbare Handwerk hält hierfür genügend Werkstoffe und Techniken bereit.

Das bedeutet aber: Adieu Pelotte (Spreizfußpolster)!

Die Pelotte wird von der „Punktuellen Weichbettung“ ersetzt. Dieser Begriff wird in die Köpfe der Rezepteschreiber neu zu implantieren sein, die ihre Orthopädieschuhmachermeister heute noch zur Pelotte „zwingen“ und sich damit als uninformiert „outen“.

Und: Einen instabilen Fuß im Trittschaum unter Belastung zu verschrauben, erscheint als ungenaues Unterfangen und wird damit in einer schlechten Einlage münden.

Andere Techniken wie die Vakuum-Anpassung, bei dem durch den geschulten Versorger korrigiert gehaltenen Fuß (zB in der Jurtin-Technik), sind hier haushoch überlegen.

Daher lautet die Prognose: Der Chor der Fußtherapeuten wird sehr bald nicht nur der Pelotte (dem Spreizfußpolster), sondern auch dem Trittschaum als Abdruckverfahren im Einlagenbau ein Requiem singen. ”

Dr. Alexander Sikorski

Arzt für Chirurgie und Unfallchirurgie, Fußchirurgie

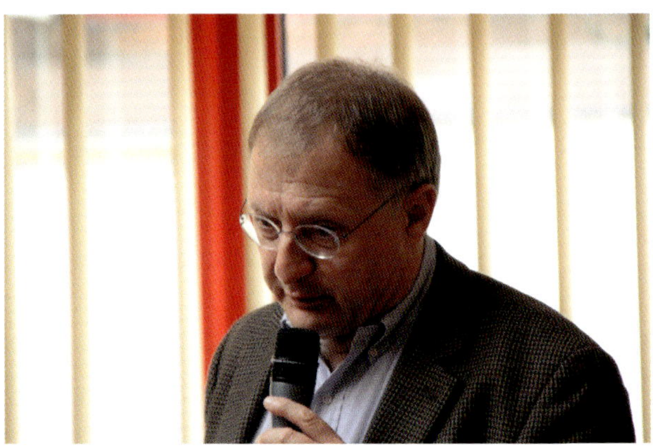

Die neue „alte“ Erkenntnis: Anatomie und Biomechanik

Damit sind wir bei einem Thema angelangt, das neuerdings vor allem in Deutschland von Fußchirurgen wieder in den Blickpunkt gerückt wird: Die Biomechanik.

Gerade beim Fuß zeigt es sich, dass es mit der Anatomie alleine nicht getan ist.

Fußchirurg Sikorski definiert die Anatomie und die Biomechanik folgendermaßen: „Die Anatomie und die Biomechanik sind zwei Fakten beziehungsweise zwei Gesetzeswerke. In der Biomechanik wird das Zusammenspiel zwischen Becken, Hüften, Knien, Unterschenkeln und den Füßen analysiert und in gesetzmäßiger Form beschrieben.

Das Erkennen der Gesetzmäßigkeiten ist die Voraussetzung, um krankhafte Prozesse am Fuß und am Sprunggelenk zu diagnostizieren. Statische Phänomene sind ebenso wichtig zu erkennen, wie dynamische Faktoren, die als kardanartige Bewegungskette am besten zu verstehen und zu vermitteln sind.“

Unser Körper funktioniert nicht als eine Ansammlung von eigenständigen Bauteilen, sondern als Einheit.

Das bedeutet, dass die falsche Funktion eines einzigen Teils unweigerlich Auswirkungen auf den gesamten Körper hat.

INFO:

Die Anatomie und die Biomechanik sind zwei Fakten bzw. zwei Gesetzeswerke:

- **Die Anatomie ist das Alphabet am Fuß, mit dem wir arbeiten.**
- **Die Biomechanik ist die Funktion der Anatomie.**

Dr. Alexander Sikorski

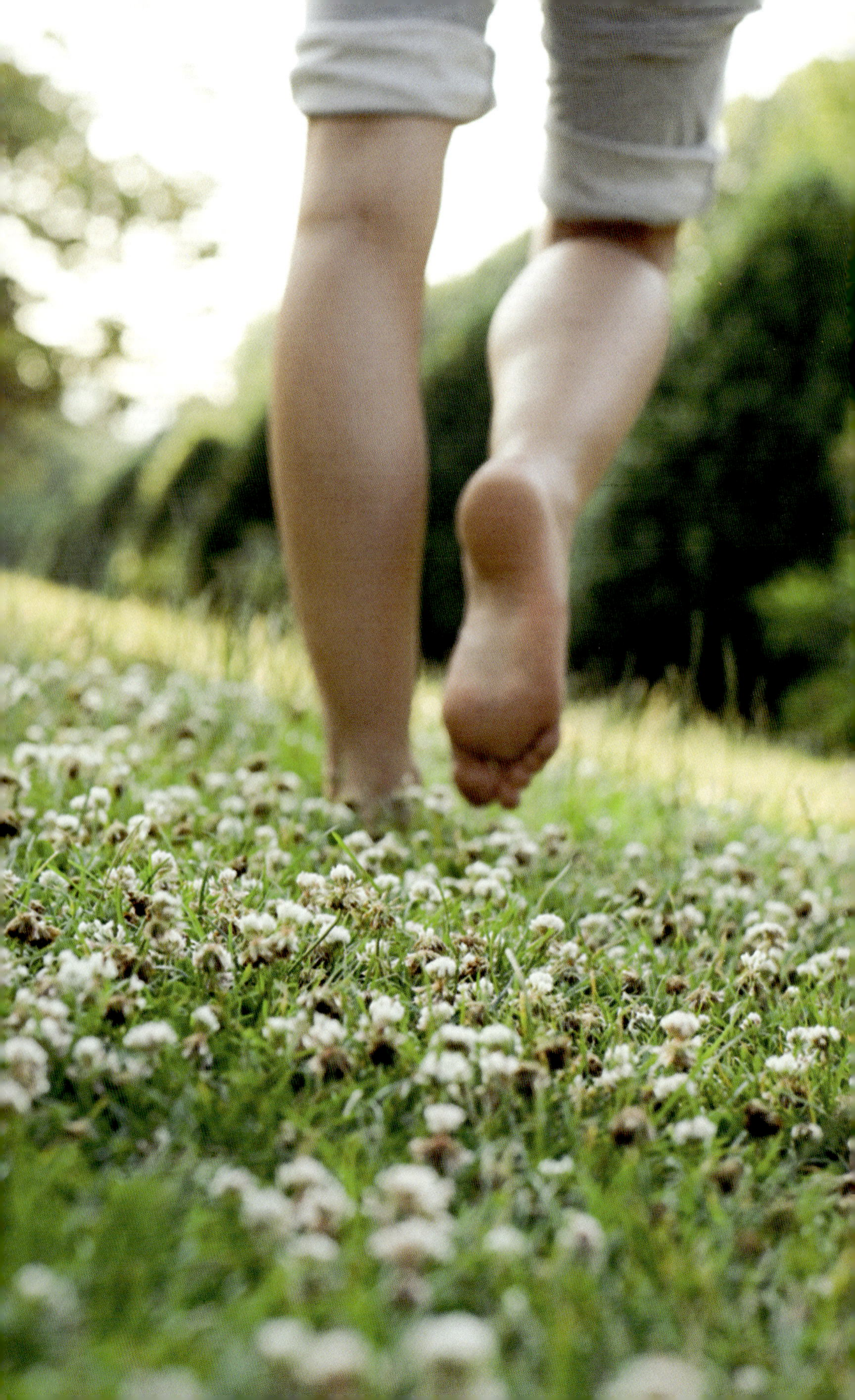

SCHUHEINLAGEN, DIE WIRKEN

Auch für Problemfüße gibt es Lösungen.

Im vorangegangenen Kapitel wurde bereits auf die wesentlichsten Fußfehlstellungen eingegangen. Auch die falschen Glaubenssätze, nämlich der des Querfußgewölbes im Vorfuß und der des daraus abgeleiteten Dreipunktstandes, wurden aufgezeigt. Warum sich beide Glaubenssätze nicht halten können, wurde durch neue wissenschaftliche Erkenntnisse untermauert. Dabei hat es sich gezeigt, dass der Fuß nicht nur ein Meisterwerk der Natur ist, sondern dass das Besondere am Fuß das Zusammenspiel von Anatomie und Biomechanik ist.

Auch dass der Spreizfußpolster bei der herkömmlichen Einlagenversorgung ein gewaltiger Irrtum ist, wurde anschaulich erklärt. Vor allem Alexander Sikorskis „Abgesang auf die Pelotte“, wie der Spreizfußpolster in Deutschland genannt wird, bietet ein gutes Bild der Situation.

In diesem Kapitel soll gezeigt werden, dass es viel Beharrlichkeit und Ausdauer braucht, um einen neuen Weg zu beschreiten und diesem auch treu zu bleiben.

Für den Orthopädietechniker Willy Jurtin stand nicht von Anfang an fest, dass er einmal die Einlagenversorgung revolutionieren würde. Genauso wenig konnte er ahnen, dass sich viele Menschen bei ihm bedanken würden, weil sie mit den Jurtin-medical-Systemeinlagen aus der Fußschmerzfalle herauskamen.

„Endlich Schuheinlagen, die wirken!“

Deshalb umfasst dieser Abschnitt nicht nur das Jurtin-Prinzip mit den Jurtin-medical-Systemeinlagen, sondern es wird auch der „Forschungsweg“ Willy Jurtins skizziert. Seine Entwicklung vom Filialleiter eines Schuhgeschäftes – über die Orthopädietechnik – zum Einlagenspezialisten, der intuitiv und folgerichtig die Erkenntnisse der Biomechanik realisiert hat.

Außerdem sei an dieser Stelle dem goldenen Handwerk eine Lanze gebrochen. Denn gerade die Fußfehlstellungen und die jurtin‘sche Einlagenversorgung zeigen, dass es keineswegs ausreicht „nur“ einen Computer oder eine Maschine zu bedienen. Das Handwerk mit seiner manuellen Anpassung und der individuellen Anfertigung ist das Entscheidende.

Die aufwändige Suche nach Lösungen

Willy Jurtin hat sich nie beirren lassen und hat nie aufgegeben. Das zentrale Anliegen war für ihn immer, den Menschen zu helfen. Sein Wunsch, ihnen die Fußschmerzen zu nehmen und sie mit Einlagen zu versorgen, die auch wirklich eine positive Wirkung erzeugen, waren und sind sein Antrieb.

Schon als Filialleiter eines großen Schuhgeschäftes war er immer wieder mit Menschen konfrontiert, die Probleme mit den Füßen hatten.

Besonders schwierig war es für jene, die trotz Einlagen, die obendrein kaum in einen Schuh passten, keine Erleichterung verspürten. Willy Jurtin nahm dies nicht einfach hin, sondern begann nach Lösungen für dieses Problem zu suchen.

Gemeinsam mit seiner Frau eröffnete er ein Sanitätshaus. Jurtin ließ sich zum Orthopädietechniker und Bandagisten ausbilden. Eine Entscheidung, die er nie bereute.

Es war ihm aber zu diesem Zeitpunkt nicht bewusst, dass er noch einen langen Weg vor sich haben würde, bis er den Menschen tatsächlich würde helfen können.

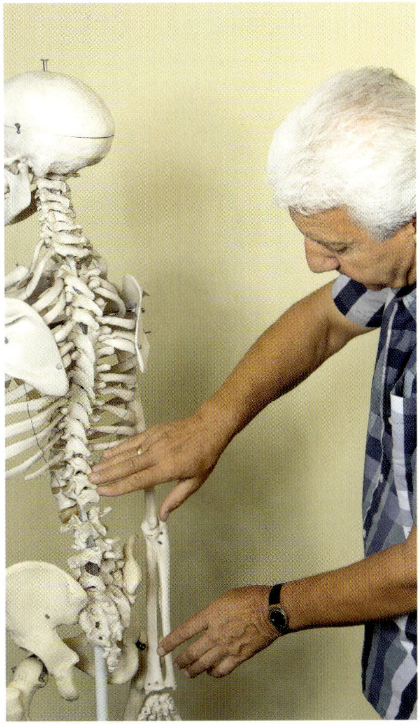

Groß war die Freude über den Meisterbrief. Groß war auch sein Dank allen jenen gegenüber, die ihn dabei unterstützt hatten. Der Hausarzt, der ihn auf die Idee mit dem Sanitätshaus brachte. Der Innungsmeister der Bandagisten und Orthopädietechniker, der freudig darauf reagierte, dass ein Branchenfremder, der bereits mitten im Berufsleben stand, sich für diesen Beruf interessierte. Natürlich auch die Familie, die es möglich machte, dass er sich einer weiteren Berufsausbildung widmen konnte.

Es war auch nicht leicht gewesen, einen Ausbildungsplatz zu finden. Viele verhielten sich dem „Quereinsteiger" gegenüber recht skeptisch.

Nicht so der Geschäftsmann Klaus Stohsek, der in Graz ein Sanitätshaus mit Orthopädietechnik führte. Klaus Stohsek war wohl extrem angetan von Willy Jurtins Begeisterung für diesen Beruf. Er scheute keine Mühe, dem wissbegierigen „Lehrling" im fortgeschrittenen Alter alles beizubringen, was seine Profession ausmachte.

Und Willy Jurtin nahm alles freudvoll auf. Tagsüber übte er das Handwerk in der Werkstatt und abends büffelte er die Theorie.

Dem nicht genug, besuchte er zwischendurch Krankenanstalten und Rehab-Zentren und belegte sogar Kurse in der Schule für Orthopädietechniker.

Trotz der großen Begeisterung für diese Lehre war ihm doch sehr bang, als der Termin der Meisterprüfung näher rückte.

Für die praktische Prüfung waren zwei Werkstücke, eine Unterschenkelprothese und ein Stützmieder, anzufertigen. Ein Unterfangen, das ihm sehr leicht von der Hand ging, war er ja schon ausgebildeter Tapezierer. Auch die theoretische Prüfung bestand er bravourös. Was für seinen Ausbildner Stohsek von vornherein klar gewesen war.

Damit war der Weg dafür geebnet, dass er mit seiner Frau das Sanitätshaus selbstständig führen konnte. Gleichzeitig war auch der wichtigste Schritt zur Einlagenversorgung seiner Kunden getan.

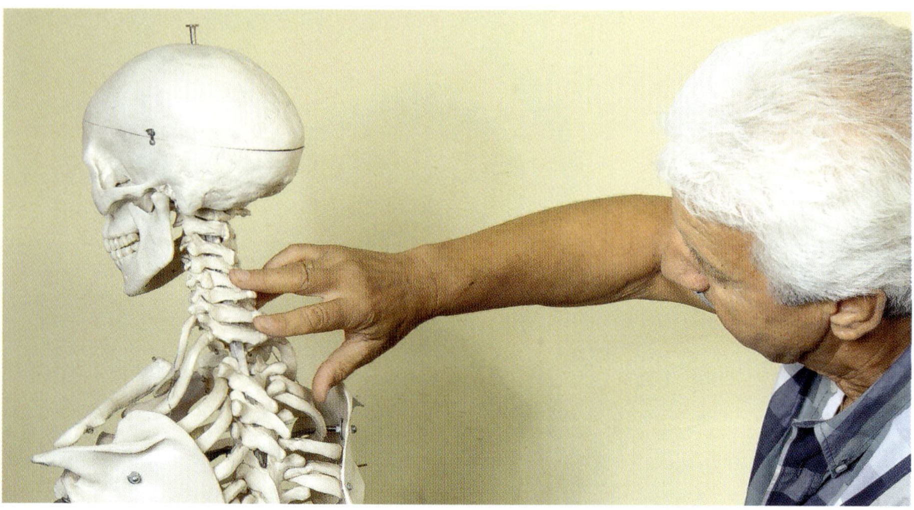

Wo ist die „ideale“ Einlage?

Zunächst fertigte Willy Jurtin die herkömmlichen Schuheinlagen nach allen Regeln der Orthopädietechnik an. Die Kunden kamen mit einer Verschreibung des Arztes und mit einem Gips- oder Schaumabdruck ihres Fußes. Auf die Rohlinge, die laut Abdruck bearbeitet wurden, brachte er vorne und hinten Leder auf sowie die vom Arzt gewünschten Spreizfußpolster.

Aber alles Geschick und alles Können nützte nichts. Die Kundenprobleme wurden trotzdem nicht gelöst, viele hatten sogar Schmerzen. Ganz besonders schlimm war es für die Kinder. Dieser Umstand ließ ihn nun nicht mehr ruhen. Seine Auseinandersetzung mit einer möglichen Verbesserung der Einlagen hatte begonnen.

Sein Engagement führte dazu, dass die Kunden immer wieder kamen, damit er experimentieren und Veränderungen an den Einlagen vornehmen konnte. Doch so sehr er sich auch bemühte, der Erfolg war ziemlich bescheiden.

Er kam zu dem Schluss, dass das Problem wohl am Material der Rohlinge für die Einlagen liegen müsse. Die herkömmlichen Rohlinge waren ziemlich dick und hart und durch das Aufkleben des Leders wurden sie noch voluminöser. Sie passten kaum in die Schuhe, vor allem Damenschuhe waren für diese Einlagen ziemlich ungeeignet.

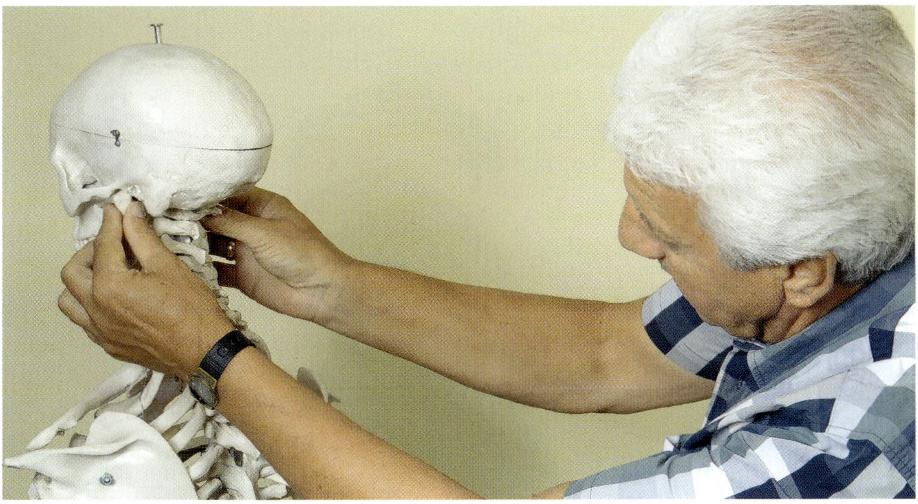

Der Zufall half mit

Eines Tages passierte etwas gänzlich Unerwartetes:

Eine Kundin kam zu ihm und war sehr glücklich mit ihren neuen Einlagen. Sie hatte keinerlei Schmerzen mehr. Wie groß aber war sein Erstaunen, als er feststellte, dass er bei diesen Einlagen irrtümlich die vom Arzt verordneten Spreizfußpolster vergessen hatte. Und gerade die nicht vorhandenen Spreizfußpolster führten bei dieser Dame zu der Verbesserung, die er sich immer für seine Kunden gewünscht hatte.

Die Erkenntnis daraus war eindeutig: Seine Annahme, dass die Probleme am Material lägen, war nicht richtig. Nicht das Material der Einlage war schuld, sondern die Form. Der Spreizfußpolster, der den Fuß entlasten sollte, brachte die Probleme mit sich.

Von da an fertigte Willy Jurtin auch für andere Kunden Einlagen ohne den obligatorischen Spreizfußpolstern an. Mit sehr großem Erfolg! Die Einlagen brachten tatsächlich eine spürbare Verbesserung und wurden deshalb gerne getragen. Leider war die Freude darüber nur von kurzer Dauer. Die behandelnden Ärzte protestierten gegen das Weglassen der Polster und „zwangen" Willy Jurtin quasi die Einlagen wieder mit dem Spreizfußpolster zu versehen.

Er gab sich allerdings keineswegs geschlagen und fand auch hier eine gute Lösung: Er veränderte die Form des Spreizfußpolsters: Er machte den Polster breiter, weicher und reduzierte die Höhe. Und wiederum dankten es ihm die Kunden, weil es ihnen eine spürbare Erleichterung brachte.

Mit dieser Weichbettung war ihm intuitiv ein wichtiger Schritt in Richtung biomechanischer Einlage gelungen. Der Vorfußbereich, der ja der lastaufnehmende Teil des Fußes ist, wurde durch die weit geringere künstliche Erhö-

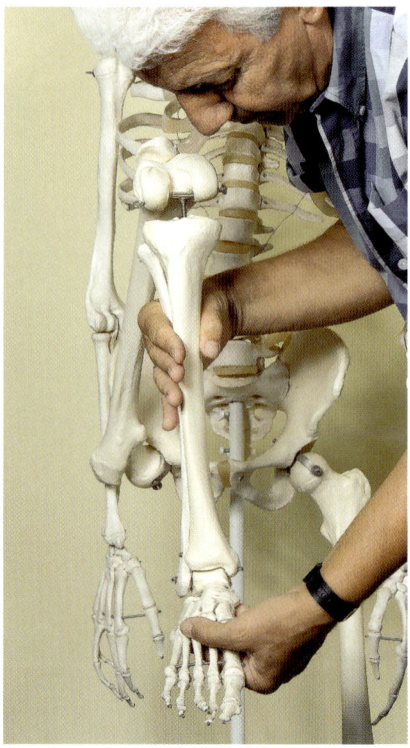

hung des Spreizfußpolsters entlastet, weil er so in seiner ursprünglichen Form bleiben konnte.

Mit diesem „zivilen Ungehorsam" setzte der Orthopädietechniker, der sich nur dem Wohlergehen der Kunden verpflichtet fühlte, ohne es zu wissen, die Lehre von der Biomechanik um. Das theoretische Wissen um die biomechanischen Zusammenhänge sollte Willy Jurtin erst einige Zeit später erlangen.

Ihm war auch klar geworden, dass die wahren Experten, wenn es um schmerzende Füße ging, seine Kunden selbst waren, die genau wussten wo sie der Schuh drückte. Stundenlang setzte er sich gemeinsam mit den Kunden mit deren Beschwerden auseinander.

In kleinen Experimenten legte er Papierröllchen und Schaumgummi unter deren Fußsohlen und experimentierte auf diese Weise mit der Verteilung des Drucks und wie sich dieser mit der Form der Einlage veränderte.

Mit Erstaunen stellte er fest, wie deutlich die Kunden auch kleinste Veränderungen bereits als Entlastung oder als Schmerz wahrnahmen. Das bestärkte ihn nicht nur darin eine neue Form, sondern auch ein neues Material finden zu wollen.

Diesmal kam ihm der Zufall in Form einer Unterschenkelprothese zu Hilfe. Das geringe Gewicht erstaunte ihn und er begann darüber nachzudenken, ob dieses Material aus Karbonfasern und Harzen nicht auch für Einlagen geeignet wäre.

Umgehend machte er sich auf den Weg in die Werkstatt und es gelang ihm, nach einigen Versuchen und Testreihen, einen Rohling zu fertigen, der nur einen halben Millimeter dick und trotzdem stabil und flexibel war.

Der erhoffte Erfolg bei den Kunden blieb aber aus. Zwar passten diese Einlagen weit besser in die Schuhe, aber eine große

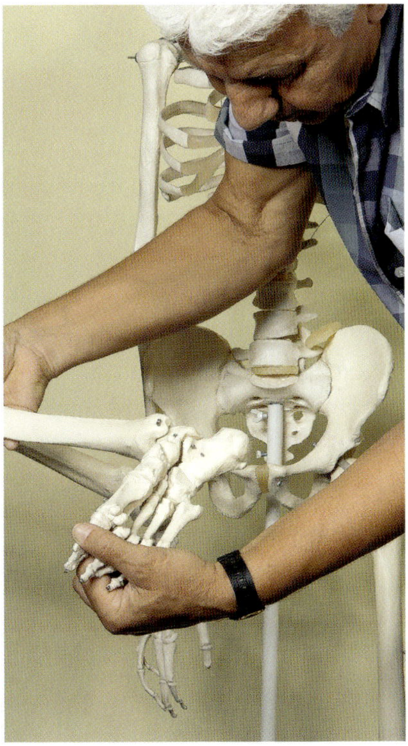

Erleichterung beim Tragen waren sie trotzdem nicht. So groß seine Enttäuschung auch war, diese „Niederlage“ war für ihn kein Grund aufzugeben. Er war davon überzeugt, dass es Einlagen geben müsste, die bequem zu tragen wären und die gleichzeitig die Fehlstellungen korrigierten.

Seine Grübeleien fanden durch den Hinweis einer Lieferantin ein jähes Ende. Diese Dame erzählte ihm von einem George Mills aus Deutschland, der Schuheinlagen nach einer neuen Methode fertigte.

Schnell war das erste Treffen arrangiert. Nun folgte die große Überraschung, denn George Mills machte keine Abdrücke im Stehen. Bei ihm saßen die Patienten bequem auf einem Stuhl, ihre Füße hingen in der Luft und so wurden die Einlagen angepasst.

„Und Sie machen keinen Abdruck vom Fuß?“ war die erstaunte Frage Willy Jurtins an Herrn Mills. Dessen schlichte Antwort lautete: „Nein, wozu? Ein solcher Abdruck zeigt den Fuß ja nur in seinem kranken Zustand. Daraus kann man keine Einlage machen, die dem Patienten hilft. Hängt der Fuß jedoch frei, kann man ihn so einstellen, wie er sein soll. Dann wird die Einlage angepasst und diese hält den Fuß danach auch bei Belastung in der Idealstellung.“

Der Durchbruch

Die zusätzliche Ausrüstung von George Mills bestand aus einem Heißluftofen und einer Vakuumpumpe. Er kniete sich vor dem Kunden hin und brachte dessen Fuß in die ideale Position. Währenddessen wurde der Einlagenrohling im Heißluftofen erwärmt und dann unter Vakuum an den Fuß angepasst. Im Nu war die Einlage fertig und der Kunde war hochzufrieden.

Die neue Technik war die Lösung, nach der Willy Jurtin schon so lange gesucht hatte. Zu dieser Technik gehörten aber nicht nur der Heißluftofen und das Vakuumverfahren. Der wesentliche Unterschied zur herkömmlichen Art der Einlagenanpassung lag darin, dass die Anpassung direkt am hängenden Fuß erfolgte. Aber nicht, ohne den Fuß vorher in seine ideale Stellung gebracht zu haben. Dabei wird die Ferse stabilisiert und das Sprunggelenk wird gerade gestellt.

Willy Jurtin war sich im Klaren darüber, dass diese Erkenntnisse seine Einlagenversorgung revolu-

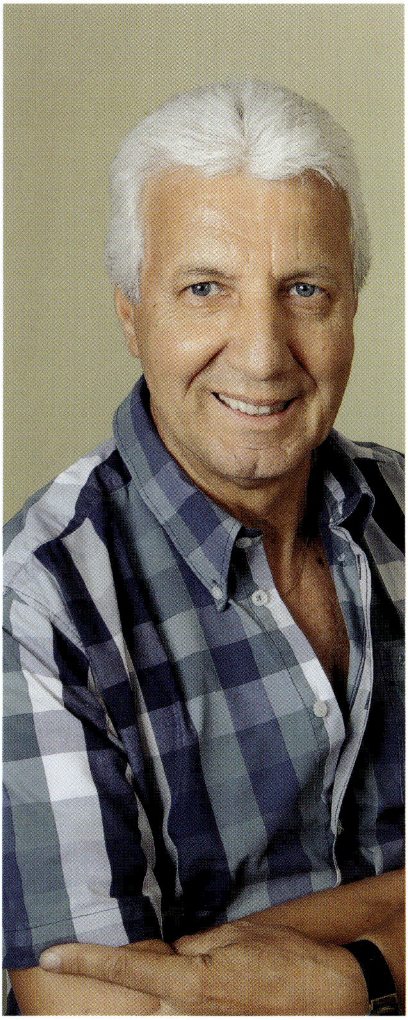

tionieren würden. Immer wieder nahm er Kontakt mit Ärzten auf, um noch mehr über die Beschaffenheit der Füße zu erfahren und um neue Denkanstöße zu erhalten.

Den entscheidenden nächsten Hinweis erhielt er von einem Facharzt für physikalische Medizin, der ihm die Spiraldynamik nahelegte. Dieser Arzt war überzeugt, dass sich die neue Technik der Einlagenanpassung sehr gut mit der Lehre der Spiraldynamik verbinden lassen müsste.

Und es entspräche nicht Willy Jurtin, wenn er nicht schon einige Monate später mit Dr. Christian Larsen, einem der Entdecker der Spiraldynamik, zusammen getroffen wäre. Diese Technik, die eigentlich für Physiotherapeuten entwickelt worden war, ermöglichte Willy Jurtin die funktionellen Zusammenhänge der einzelnen Bestandteile der Füße noch besser zu verstehen. Die Erkenntnisse daraus flossen unmittelbar in seine Arbeit ein.

INFO:

Spiraldynamik

Die Spiraldynamik ist ein anatomisch begründetes Bewegungs- und Therapiekonzept, das von der Pariser Physiotherapeutin Yolande Deswarte und dem Berner Arzt Christian Larsen entwickelt wurde.

Larsen hatte festgestellt, dass ihm die Fachliteratur seine Fragen über die Funktionsweise unseres Bewegungsapparates nicht beantworten konnte. Denn dort fand er, wie er sagt, nur Details, aber keine Zusammenhänge.

Bestes Material

Willy Jurtin hatte schon eine weite Reise hinter sich und trotzdem war er mit dem Einlagen-Material nicht restlos zufrieden.

Über einige Irrwege kam er schließlich in die USA zur Firma Superfeet – schon sehr rasch wurde Jurtin deren erster Partner in Europa.

Eine zufriedenstellende Kooperation hatte begonnen, die ihm in der Folge auch regelmäßigen Informationsaustausch mit den Fußexperten Dennis Brown und Chris Smith brachte.

Trotzdem blieb der Wunsch aufrecht, in der Entwicklung nicht stehen zu bleiben und weiter Optimierungen an den Einlagensystemen vorzunehmen.

Seit Jänner 2012 arbeitet Willy Jurtin mit Produkten aus Österreich, die gemäß seiner eigenen Ideen und Erfahrungen hergestellt werden.

Sowohl das Design als auch die Stabilität des Materials wurden verbessert und unterschiedliche Bedürfnisse wurden noch stärker berücksichtigt.

„Für mich sind die Menschen, die zu uns kommen, die Basis für Verbesserungen.

Ein innovativer Betrieb darf niemals stehen bleiben!“ *Willy Jurtin*

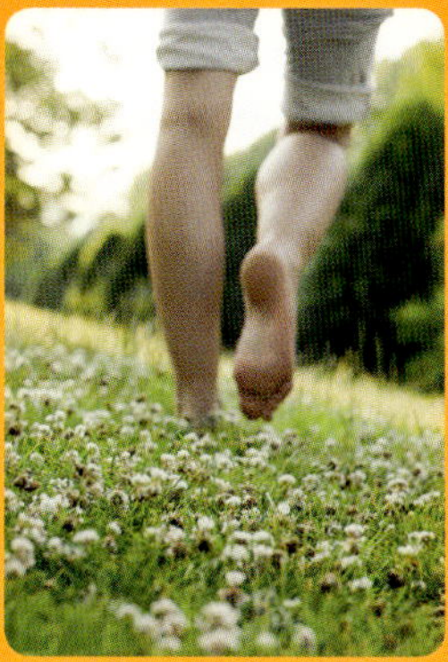

SCHUHEINLAGEN,
DIE WIRKEN

DAS JURTIN-PRINZIP

Im Kapitel „Unsere Füße, unser Fundament“ wurde beschrieben, wie komplex unsere Füße aufgebaut sind und dass eine Betrachtung nur der Anatomie außer Acht lässt, wie das Zusammenspiel von Knochen, Gelenken, Bändern und Muskeln funktioniert.

Das Jurtin-Prinzip greift sowohl die Erkenntnisse der Anatomie als auch die der Biomechanik auf und setzt sie in einer völlig neuen Art der Einlagentechnik um. Über 20 Jahre Entwicklungsarbeit und der Wille, ständig weitere Optimierungen zu suchen, sind wichtige Faktoren für den erwiesenen Erfolg dieser Methode.

Füße sind das Grundelement, damit wir aufrecht stehen und gehen. Wenn wir statisch falsch am Boden stehen, ist die Aufrichtung falsch und beeinflusst den gesamten Bewegungsapparat bis zum Unterkiefer.

Einlagen nach dem Jurtin-Prinzip unterstützen den Fuß dabei, richtig zu stehen und sie stabilisieren diesen auch.

Das Jurtin-Prinzip lässt sich ...

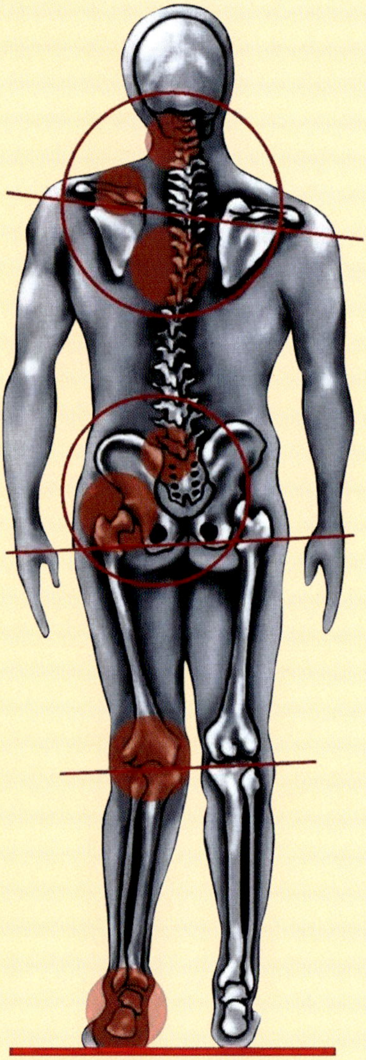

Die Ferse ist das Grundelement des ganzen Bewegungsapparates. Sie bewirkt eine aufrechte Körperhaltung. Knickt die Ferse leicht nach innen, können Probleme in den Knien, den Hüften, der Wirbelsäule, den Schultern bis zum Unterkiefer die Folge sein.

>

Die meisten Menschen belasten die Ferse auf der Innenseite. Dadurch kippt die Ferse und zieht das Sprungbein nach innen.
Der gesamte Mittelfuß senkt sich. Das führt zu einer Verdrehung des Fußes.

>

Daraus ergibt sich über die Jahre eine funktionelle Schiefstellung des Beckens und eine Veränderung der Wirbelsäule. Die Folgen können Rücken- und andere Schmerzen sein, ohne dass eine Krankheit zugrunde liegen muss.

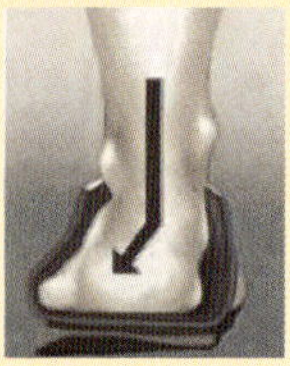

... sehr einfach erklären

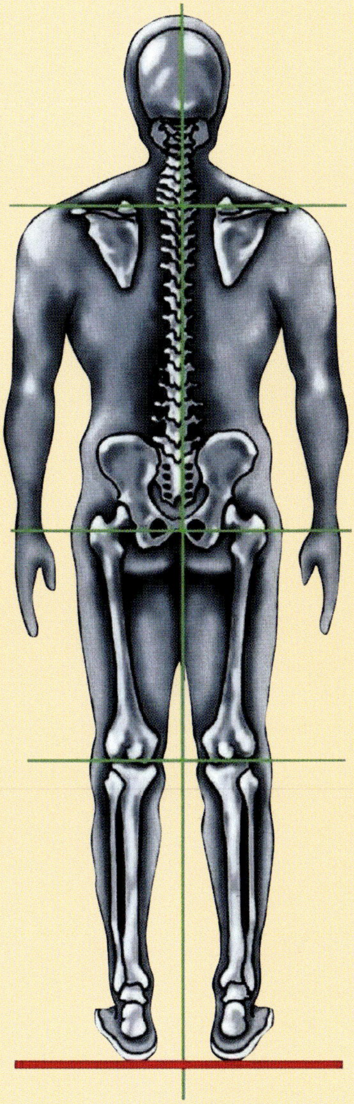

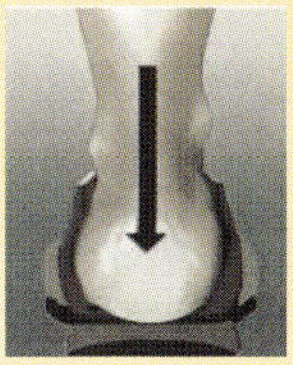

>

Die nach dem Jurtin-Prinzip angefertigten Einlagen unterstützen den Fuß dabei, richtig zu stehen.

„Interessanterweise ist meist die linke Seite (80 Prozent) stärker vom Einknicken betroffen als die rechte.

In 90 Prozent der Fälle ist aufgrund der Fersenfehlstellung die Druckbelastung, mit der die Füße den Boden berühren, falsch.“

Der Unterschied ist ...

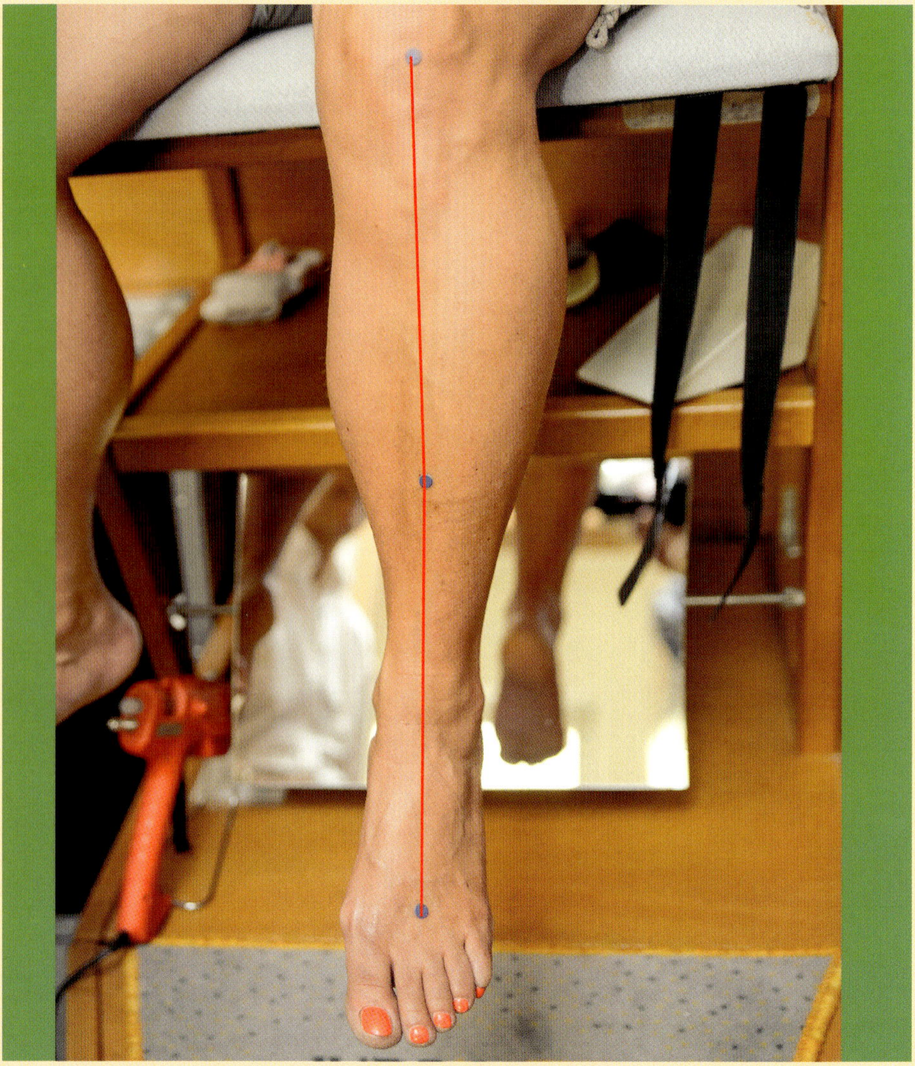

Im unbelasteten Zustand:
Fuß, Unterschenkel und Knie sind gerade.

... deutlich zu sehen

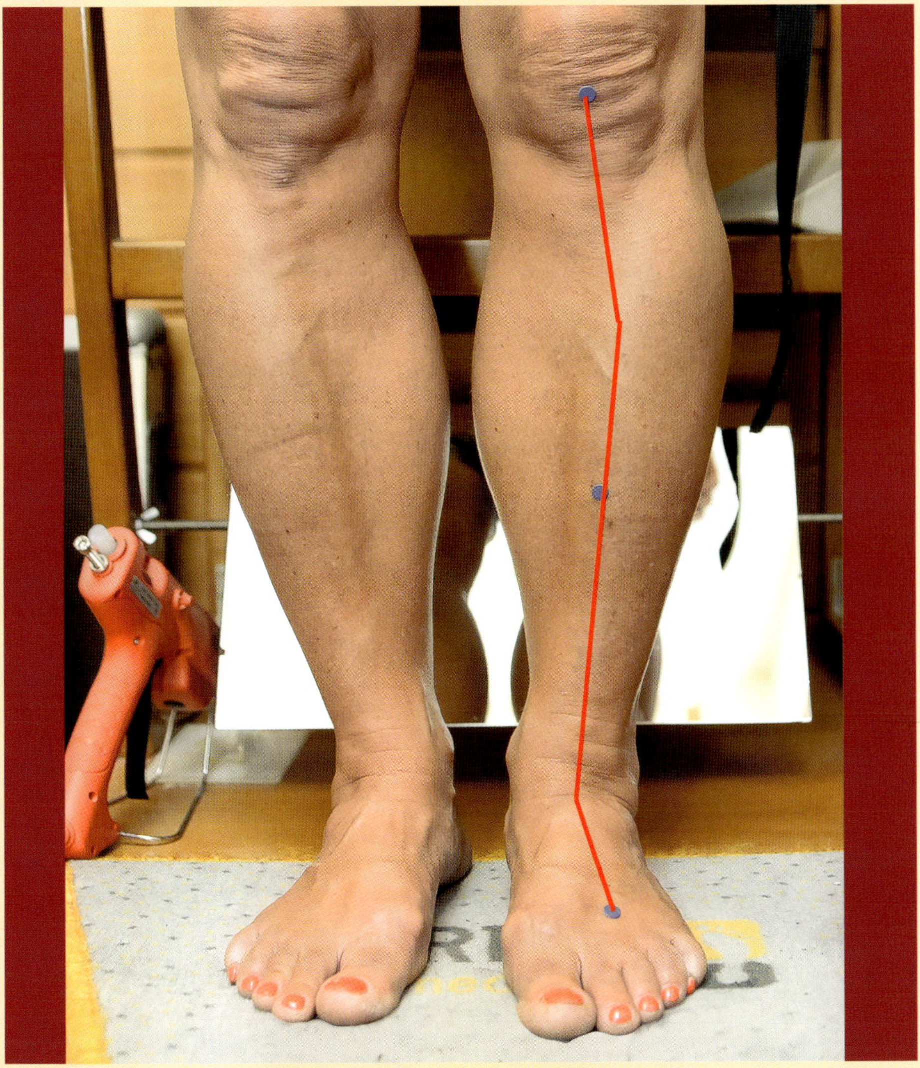

Im belasteten Zustand:
Die Ferse knickt nach innen, die funktionelle Schiefstellung geht von unten nach oben.

Die Jurtin-medical-Systemeinlagen

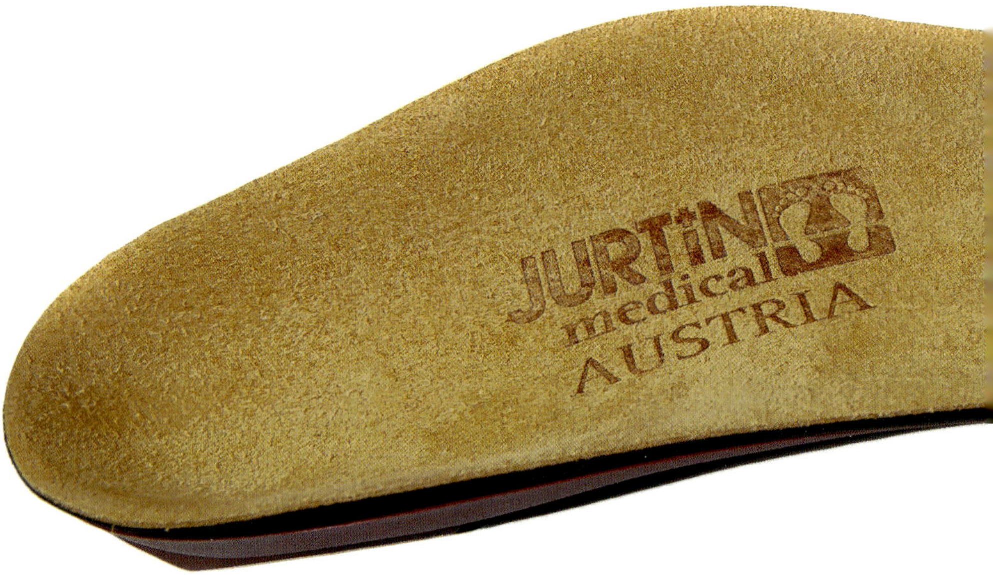

INFO: **Die Jurtin-medical-Systemeinlagen werden direkt am unbelasteten und biomechanisch korrigierten Fuß angepasst.**

Diese Anpassungstechnik wird von Jurtin-medical-Austria mit sehr großem Erfolg seit zwölf Jahren angewendet. Bei den meisten Menschen ist das untere Sprunggelenk instabil, was zu einer Fehlstellung der Ferse führt.

Genau bei dieser Fehlstellung setzt das Jurtin-Prinzip an.

Der geschulte Techniker stellt durch die händische Korrektur des Fußes, die nur am unbelasteten Fuß erfolgen kann, das Fersenbein gerade und bringt den ganzen Bewegungsapparat statisch ins Gleichgewicht.

Extrem große Erfolge gibt es bei der Versorgung von Metatarsal-

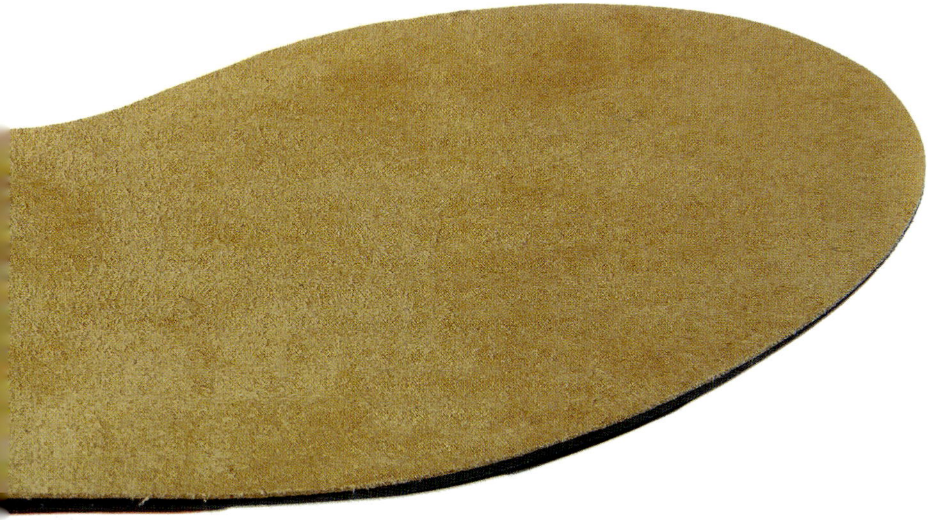

gien, vom Fersensporn, Hallux valgus oder bei einem funktionellen Beckenschiefstand, bei dem durch die Korrektur der Ferse bis zu acht Millimeter ausgeglichen werden, ohne einer Erhöhung auf der Einlage oder am Schuh.

Unerlässliche Voraussetzungen für diese Methode der Einlagenversorgung sind ein fundiertes Wissen über die Biomechanik des Fußes und die händische Korrektur des unbelasteten Fußes. Belastete Füße kann man biomechanisch nicht korrigieren, da sie den pathologischen Ist-Zustand aufweisen.

Die Jurtin-medical-Systemeinlagen sind extrem hochwertig, werden mittels Wärme und Vakuum angepasst und können gleich getragen werden. Sie sind Aktiv-Einlagen, die der Biomechanik des Fußes gerecht werden und die Muskulatur nicht erschlaffen lassen. Im Gegenteil, durch die Aufrichtung des Fersenbeins werden Muskelgruppen aktiviert, die bei einer einseitigen Belastung nicht aktiviert werden. Auch Arthrosen können verhindert oder sogar gestoppt werden.

Insgesamt wurden in den vergangenen zwölf Jahren 150.000 Jurtin-Einlagen angepasst.

Übrigens:
Seit 2011 werden die Rohlinge für die Jurtin-medical-Systemeinlagen in Österreich hergestellt.

Die Anpassung ...

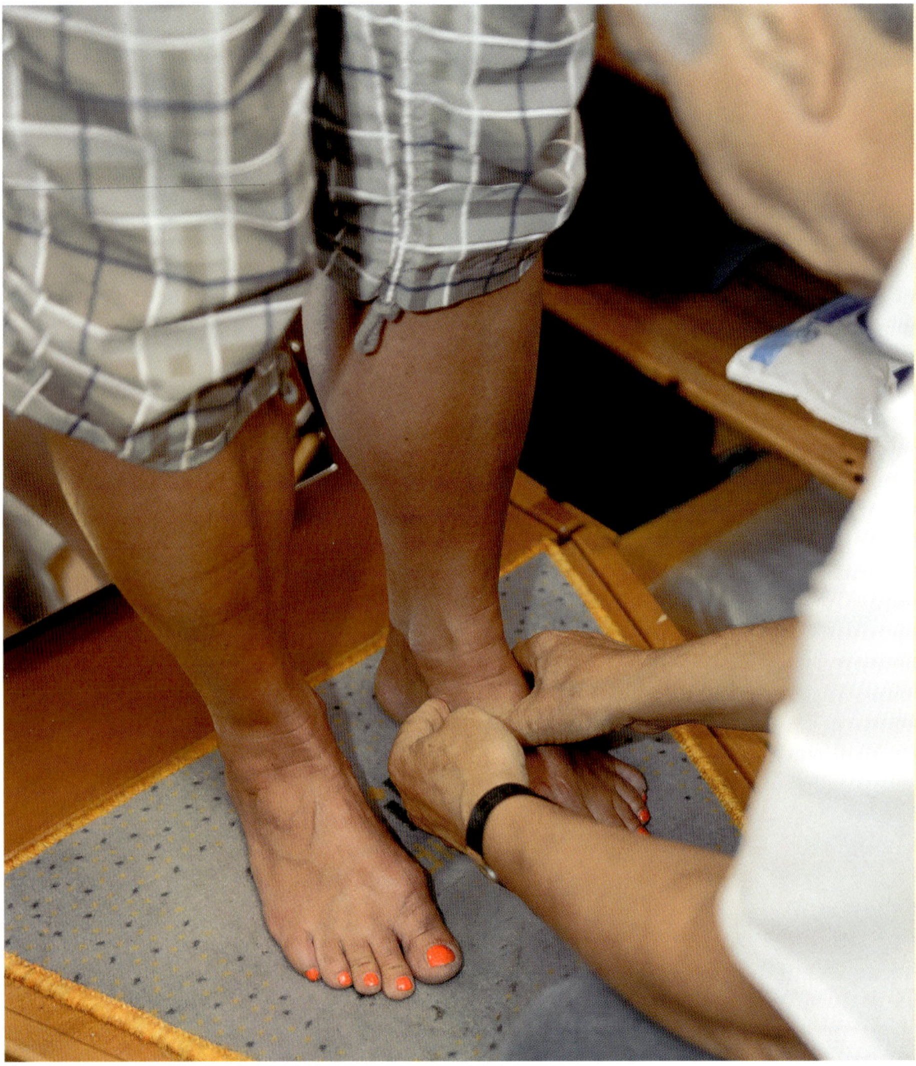

Das wichtigste Instrument: Die Hände des geschulten Jurtin-Technikers.

... der Einlagen

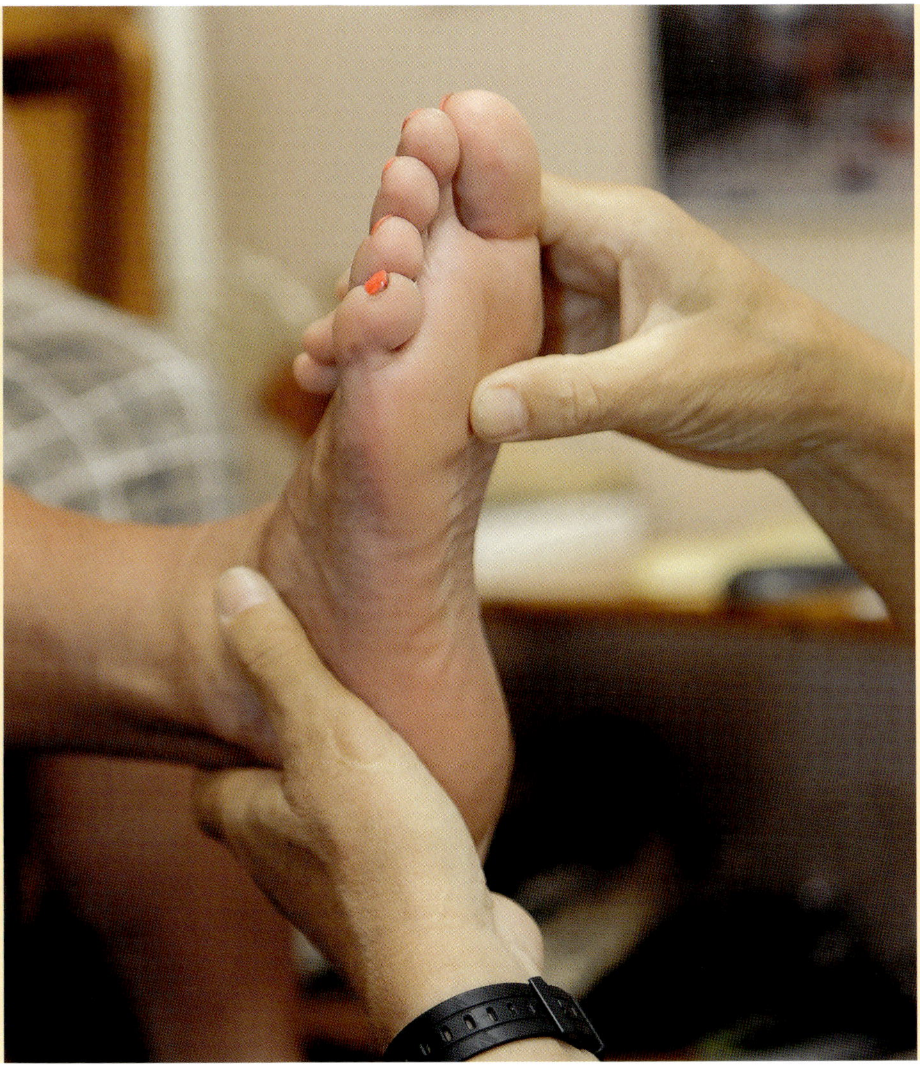

Der Fuß wird untersucht ...

Die Anpassung ...

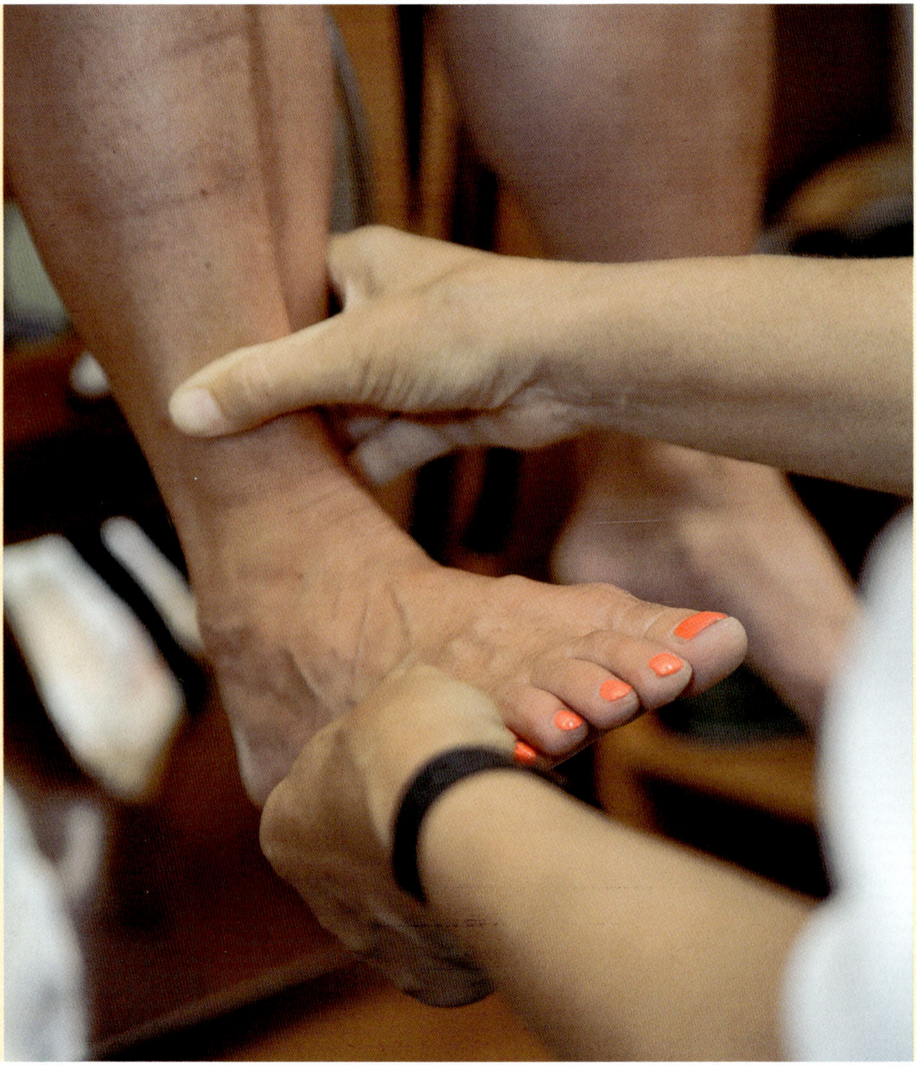

... und händisch in die richtige Position gebracht.

... der Einlagen

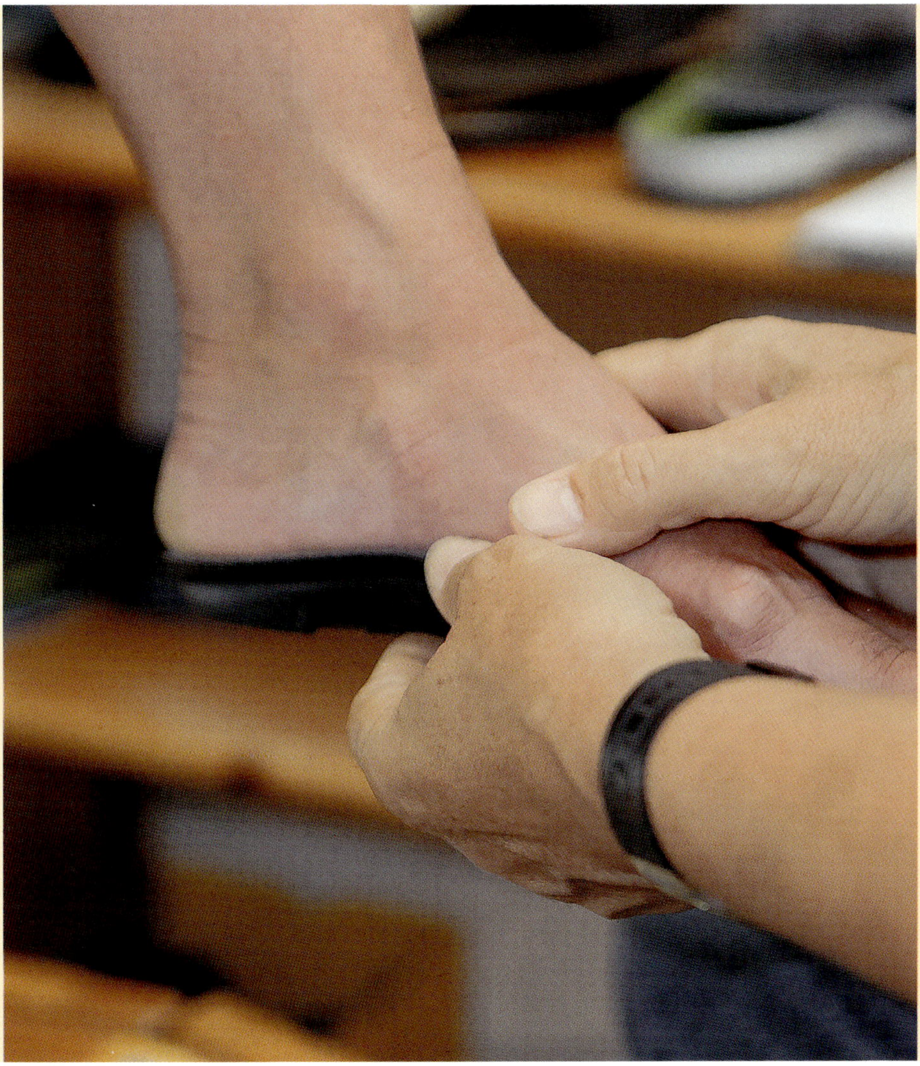

>

Die Einlage wird nun an den korrigierten Fuß angepasst ...

Die Anpassung ...

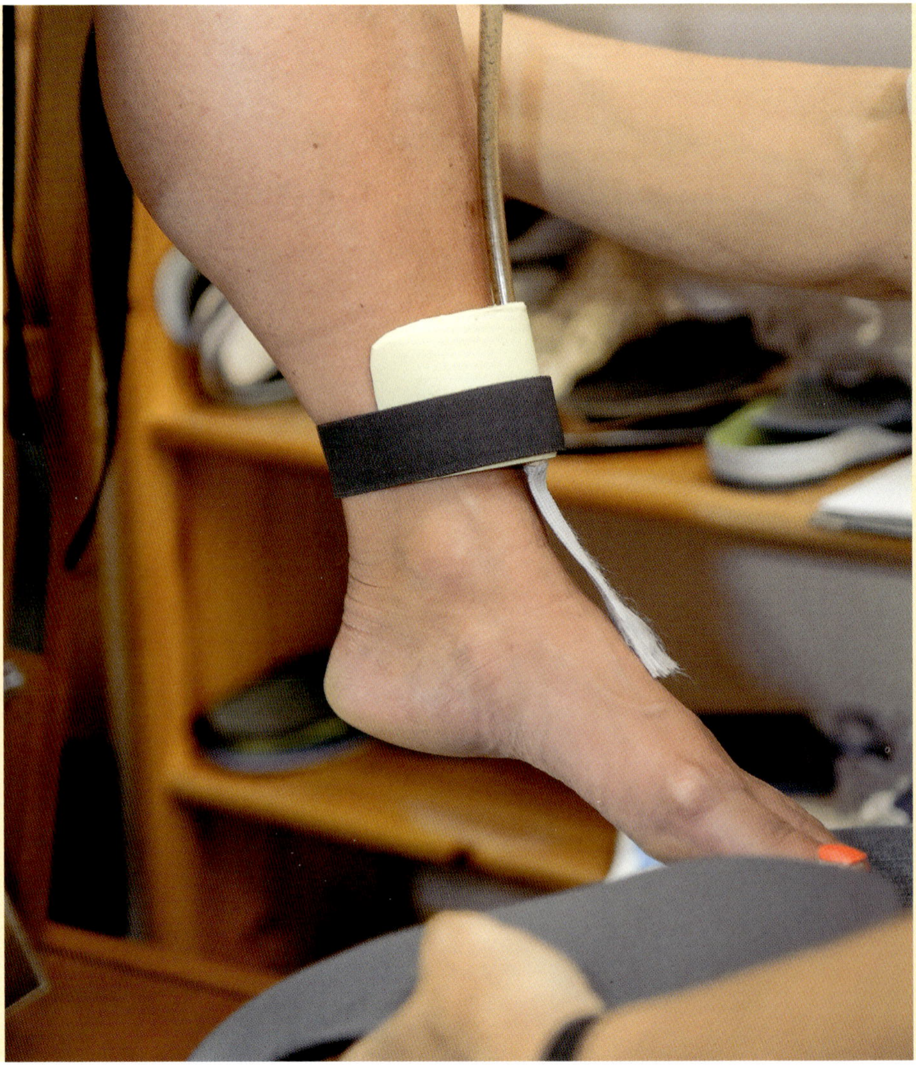

>

... und mittels Vakuumtechnik ...

... der Einlagen

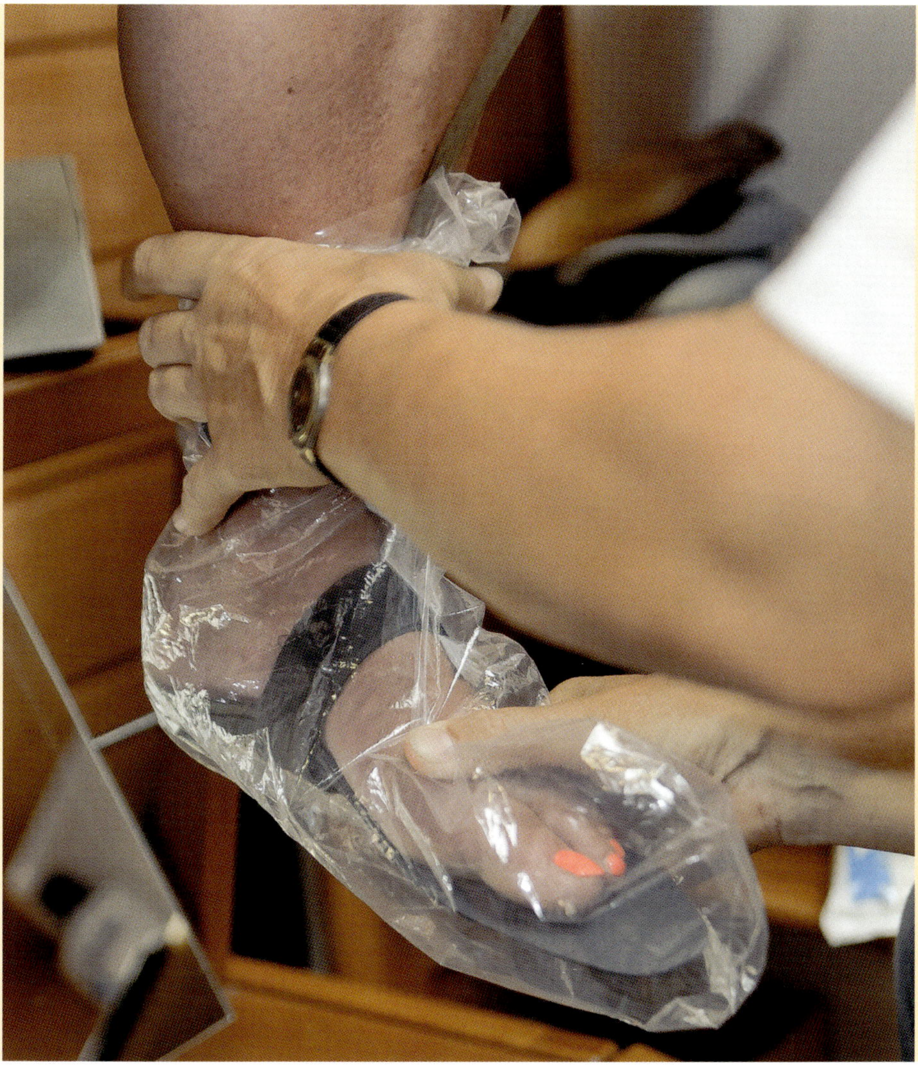

... direkt an den Fuß anmodelliert.

Die Anpassung ...

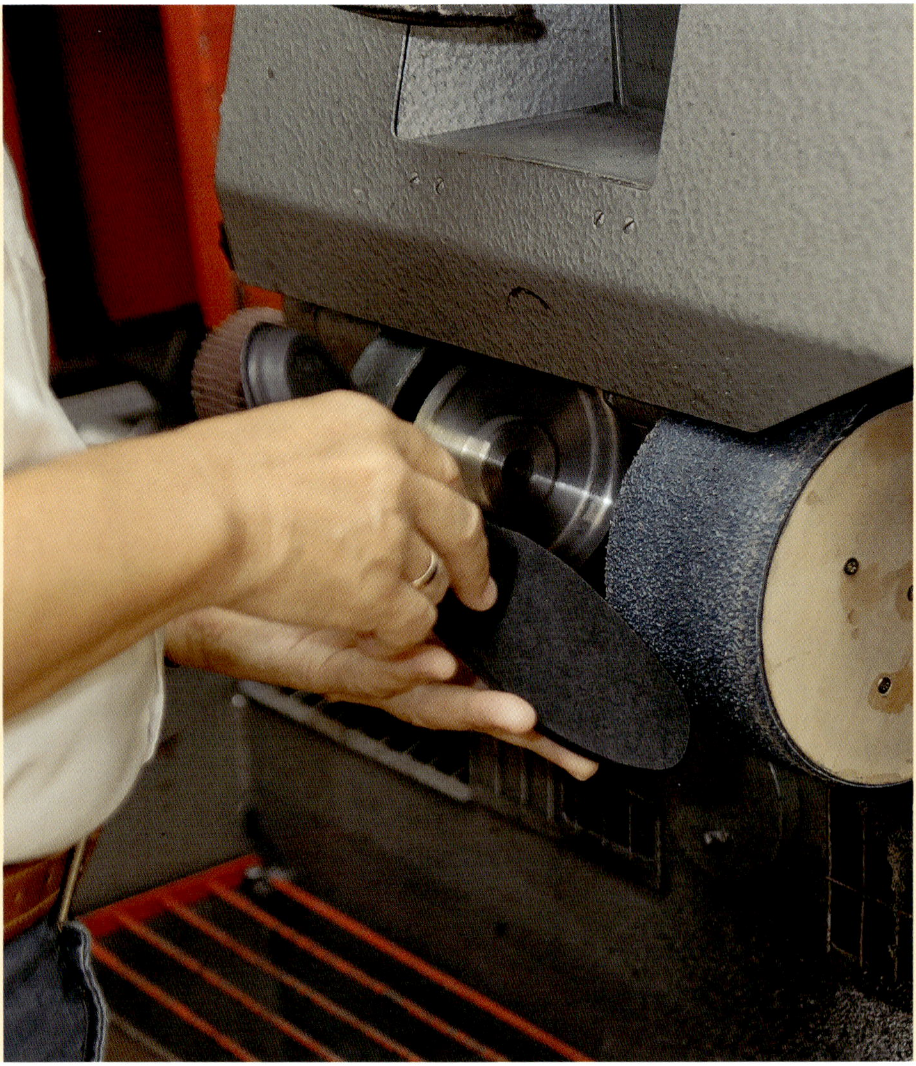

>

Anschließend wird die Einlage in der Werkstatt fertiggestellt.

... der Einlagen

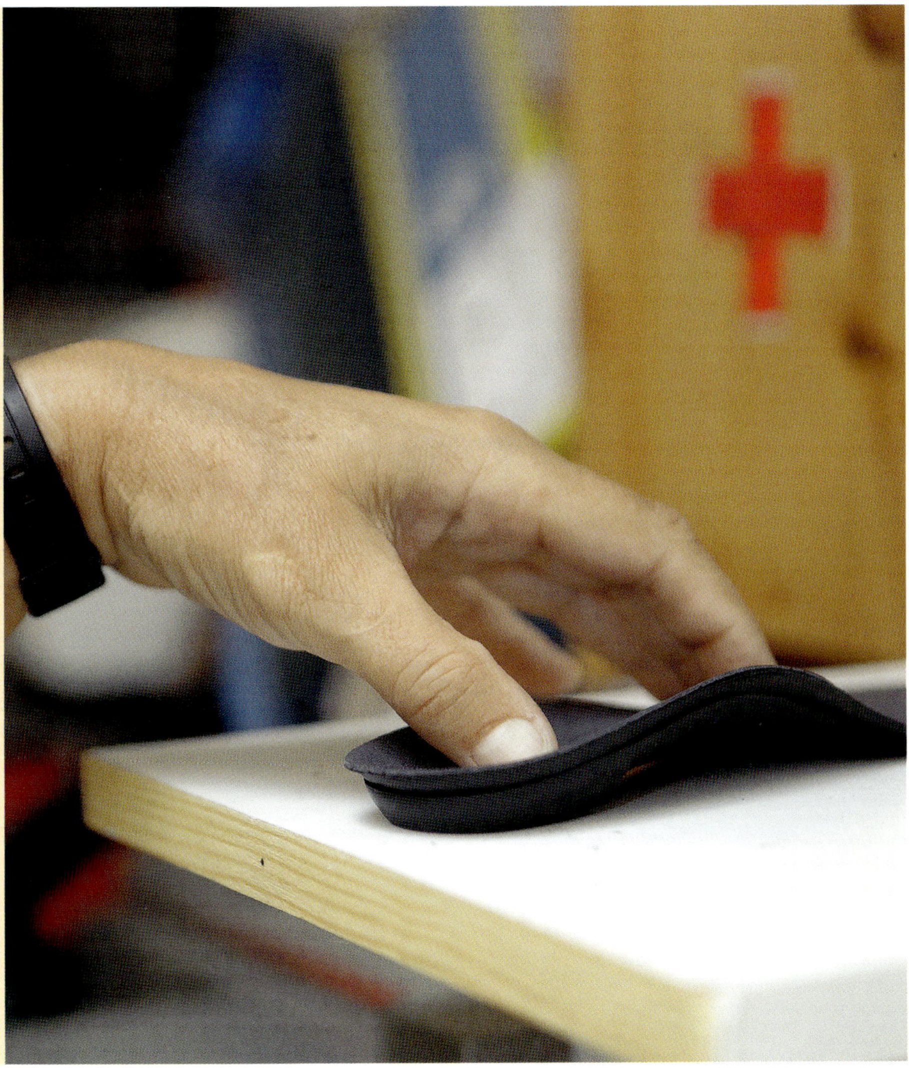

Ca. 30 Minuten dauert die Anpassung für ein Paar Jurtin-medical-Systemeinlagen.

Anwendungen

Unbedingt zu empfehlen sind die Jurtin-medical-Systemeinlagen bei einer diagnostizierten Fußfehlstellung wie zB:

Dem Knickfuß, dem Knick-Senkfuß, dem Hohlfuß, dem Fersensporn, dem Hallux valgus, der Hammer- und der Krallenzehe. Aber auch bei Problemen mit der Achillessehne, bei Druckstellen am Fuß oder Problemen mit dem Gleichgewicht.

Auch in Situationen, in denen die Füße besonders gefordert sind, ist das Tragen der Jurtin-medical-Systemeinlagen eine sinnvolle und präventive Maßnahme.

• Für Menschen in gehenden und stehenden Berufen

Je mehr Zeit man pro Tag auf den Beinen verbringt, desto größer sind die negativen Auswirkungen der Schiefstellung der Ferse – hier ist eine Korrektur der Fersenposition für die Erhaltung der Gesundheit unumgänglich.

• Für Läufer

Hier wirkt sich eine Fehlstellung ebenfalls besonders dramatisch aus: Druckstellen und Blasen sowie Gelenksschmerzen und ein Verlust von Muskelkraft sind die Folge, denn das Laufen mit einer unnatürlichen Fußhaltung (der Vorfuß dreht nach außen, das Knie geht in die X-Beinstellung) kostet dem Körper zusätzlich Kraft.

• Für Wanderer und Bergsteiger

Durch den Wechsel von Bergauf- und Bergabgehen werden die Füße besonders belastet. Berg- und Wanderschuhe sind für gerade Füße gebaut und erzeugen bei einer Fersenschiefstellung rasch schmerzhafte Druckstellen. Fehlgestellte Füße ermüden durch die unnatürliche Haltung auch weit rascher.

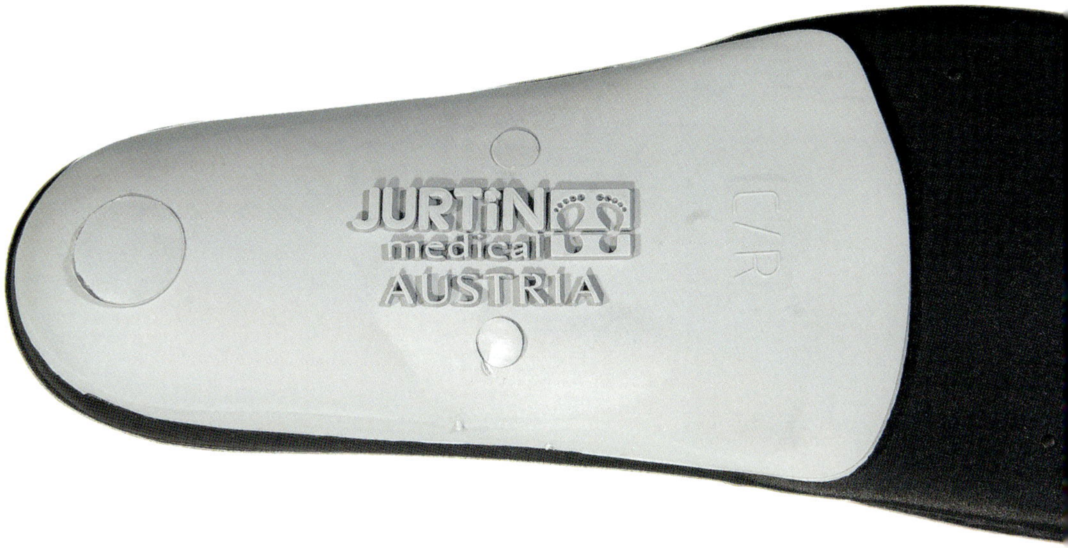

• Für alle Wintersportarten

Schischuhe, Eislaufschuhe oder Tourenschuhe – sie alle haben eines gemeinsam: Sie sind für gerade stehende Füße gebaut und erzeugen bei einer Fersenschiefstellung Druckstellen und Schmerzen. Konfektionseinlagen beheben das Problem nicht, da die Ferse nicht stabil bleibt.

• Für Diabetiker

Für Diabetes-Patienten ist die gute Durchblutung ihrer Füße besonders wichtig. Eine Fersenschiefstellung führt zu einer Verschiebung der Fußknochen und einer daraus resultierenden Mangelfunktion der Muskelpumpen – korrigiert man die Position des Fersenbeins, kann die Muskelpumpe wieder normal funktionieren. Aufgrund des besonderen Materials und der Anpassungstechnik können bei den empfindlichen Füßen der Diabetes-Patienten auch Druckstellen vermieden werden.

• Nach Beinbrüchen

Nach der Gipsabnahme ist der gesamte Bewegungsapparat des Fußes geschwächt, die Gefahr einer Fehlstellung ist daher erhöht. Jurtin-medical-Systemeinlagen halten den Fuß während des Wiederaufbaus der Muskeln in einer für ihn optimalen Position.

• Für Menschen, die im Haushalt arbeiten

Auch hier werden die Füße oft stark belastet, zB beim Treppensteigen, ohne dass sich jedoch die oder der Betroffene dessen bewusst sind. Den ganzen Tag nur in Pantoffeln herumzugehen ist für den Fuß äußerst ungesund: Ihm fehlt jeder Halt, die Verletzungsgefahr steigt. Die Füße brauchen auch hier Schuhe und Maßeinlagen, die ihnen einen guten Halt bieten.

• Für Kinder

Bei den im Wachstum befindlichen Füßen der Kinder besteht die einmalige Chance, Fußfehlstellungen dauerhaft zu korrigieren, so dass kein späterer Schaden mehr entstehen kann. Richtige Maßeinlagen gehören zu den wichtigsten Dingen, die Eltern für ihre Kinder tun können. Achtung: jedoch erst ab einem bestimmten Alter!

Mehr dazu lesen Sie ab Seite 85.

TIPP:

Was ist beim Tragen von Jurtin-medical-Systemeinlagen zu beachten?

Damit Sie optimal profitieren, brauchen Sie passendes Schuhwerk. Maßeinlagen müssen den Fuß stützen und ihm Halt geben, daher benötigen sie auch ein wenig Platz. Bei der Auswahl der Schuhe muss das natürlich berücksichtigt werden.

Generell lässt sich sagen: Je größer das Problem ist, das Sie mit Ihren Füßen haben, desto besser muss der Schuh sein, den Sie tragen.

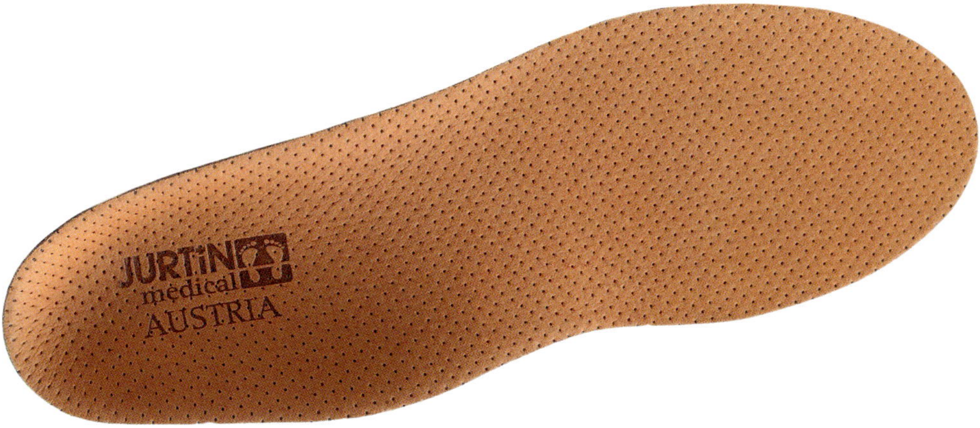

Und noch etwas:

Maßeinlagen werden für Füße gemacht und nicht für Schuhe – in extreme Schuhformen werden die Einlagen deshalb natürlich überhaupt nicht passen. Aber lassen Sie sich dadurch nicht abschrecken – durch das besonders dünne Material der Jurtin-medical-Systemeinlagen bleibt Ihnen immer noch eine genügend große Auswahl.

Wenn Ihre Schuhe durch eine bisherige Fehlbelastung abgetretene Absätze aufweisen, so lassen Sie diese bitte so schnell als möglich reparieren. Die beste Einlage kann Ihrem Fuß nicht helfen, wenn der Absatz schief ist.

Mit der Mode zu gehen ist besonders für junge Leute wichtig. Doch wenn Ihr Kind Einlagen trägt, dann überreden Sie es auch dazu, dass es seine Schuhbänder schließt – denn sonst verliert der Fuß seinen Halt und die Einlagen sind wirkungslos.

INFO:

Wichtiger Hinweis:

Die Jurtin-medical-Systemeinlagen können bei bereits bestehenden krankhaften Veränderungen an Gelenken usw. zwar die Schmerzen lindern, diese jedoch nicht heilen.

Die Einlagen ersetzen keine ärztliche Therapie!

Der Beweis

Überzeugen Sie sich selbst!

Mit dem 3D- und 4D-Formetric-System wird eine schnelle, strahlungsfreie optische Vermessung des Rückens und der Wirbelsäule vorgenommen. Mit diesem Kontrollsystem kann anhand eines Bildes, das vor dem Tragen der Jurtin-medical-Systemeinlage gemacht wurde und eines Bildes, welches nach einer ca. sechsmonatigen Tragezeit der Einlagen gemacht wird, die positive Auswirkung festgestellt werden.

Mit der Formetric-Wirbelsäulenanalyse können zB eine s-förmige Wirbelsäulenverkrümmung und ein Beckenschiefstand nachgewiesen werden:

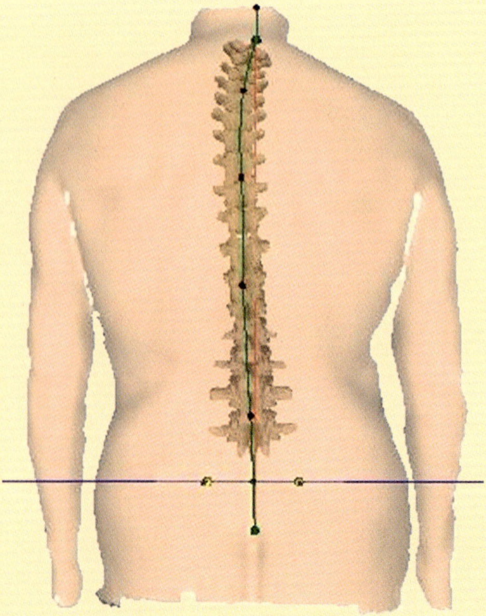

Aufnahme ohne Jurtin-medical-Systemeinlagen.

Das Tragen der Jurtin-medical-Systemeinlagen zeigt bereits nach sechs Monaten eine deutliche Verbesserung der Wirbelsäulenbiegung – das Becken ist stabil:

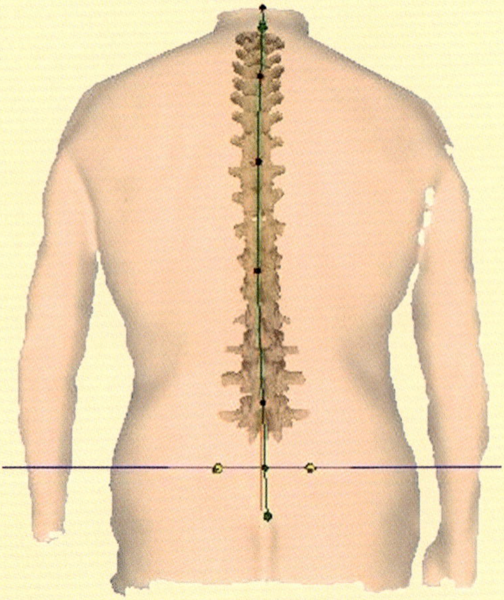

Eine sichtbare Verbesserung nach sechs Monaten mit den Jurtin-medical-Systemeinlagen.

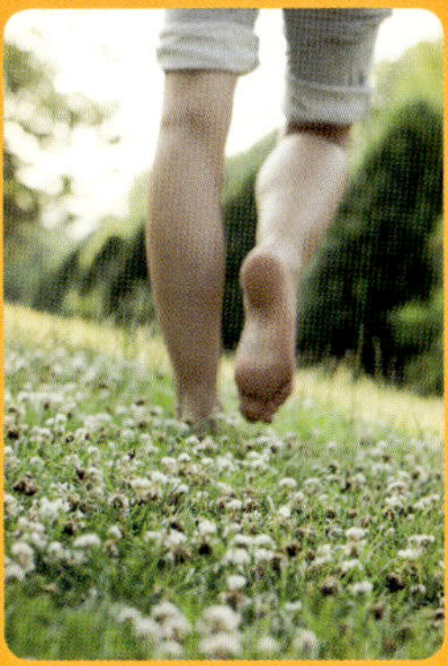

SCHUHEINLAGEN,
DIE WIRKEN

FRAGEN UND ANTWORTEN

Natürlich werden zum Jurtin-Prinzip und vor allem zur völlig anderen Art der Einlagenversorgung, die auf der Biomechanik basiert, immer wieder Fragen gestellt.

Die wichtigsten Fragen werden im Folgenden von Willy Jurtin beantwortet.

Was sind die Jurtin-medical-Systemeinlagen?

Die Jurtin-medical-Systemeinlagen sind hochwertige orthopädische Einlagen, die ich gemäß dem neuesten Wissensstand der Fußtechnik und aufgrund eigener Erfahrungen mit tausenden Patienten entwickelt habe.

Sie werden individuell pro Kunde per Hand angefertigt.

Was ist das Besondere an diesen Systemeinlagen?

Das Besondere an diesen Systemeinlagen ist, dass sie mittels Vakuumtechnik am entlasteten Fuß angepasst werden und nicht, wie bei herkömmlichen Einlagen, am belasteten Fuß. Sie stellen das Fersenbein gerade.

Darauf kommt es an!

Wodurch unterscheiden sie sich von herkömmlichen Einlagen?

Herkömmliche Einlagen werden am belasteten Fuß angepasst und zusätzlich mit einem Spreizfußpolster versehen, der im Bereich des Vorfußes angebracht wird.

Der Spreizfußpolster soll den Fuß entlasten, bewirkt aber das Gegenteil.

Warum sind herkömmliche Einlagen falsch?

Während früher in Europa Einlagen nach Gipsabdruck am entlasteten Fuß angefertigt wurden – wie heute noch in den USA – hat es sich bei uns durchgesetzt, Einlagen nach Abdruck des (fehl)belasteten Fußes im Trittschaum, mit Blaupause oder durch Computer-Messsysteme anzumessen.

Das System mit solchen Abdrücken ist von Grund auf falsch. Die Abdrücke zeigen den Fuß in der Fehlbelastung. Zusätzlich werden herkömmliche Einlagen mit Erhöhungen versehen, die für den Fuß unnatürlich sind. Sie machen ihn passiv und die Muskeln erschlaffen. Die Einlagen sind entweder zu hart und verursachen Druckschmerzen oder sie sind zu weich und machen den Fuß instabil.

Der Innenbogen des Fußes wird nach unten überdehnt. Der größte Fehler: Die Ferse bleibt schief.

?

Die Füße haben Einfluss auf die gesamte Skelettstruktur. Warum ist das so?

Dass sich die richtige Haltung und Stellung des Fußes immens positiv auf den gesamten Bewegungsapparat auswirkt und nicht nur zu einer besseren Körperhaltung führt, sondern in der Folge das gesamte System ausgleicht, entspricht den neuesten wissenschaftlichen Erkenntnissen.

Umgekehrt können Fußfehlstellungen – heute eher die Regel als die Ausnahme – zu komplexen Störungen führen.

?

Herr Jurtin, Sie sind Meister für Orthopädietechnik und kein Arzt. Woher leiten Sie Ihre Kompetenz ab?

Ich bin Orthopädietechniker und Bandagist aus Leidenschaft.

Die Liebe zu den Füßen hat bei mir schon sehr früh begonnen. Dabei musste ich feststellen, dass die herkömmlichen Einlagen, die ich anfangs auch in unserem Sanitätshaus verkaufte, den Menschen überhaupt nicht geholfen haben.

Im Gegenteil, die Probleme und die Schmerzen ver-

schlimmerten sich noch. Das hat dazu geführt, dass ich mich immer intensiver dieser Thematik widmete. Es war für mich selbstverständlich schon sehr früh mit Ärzten und Therapeuten zusammenzuarbeiten. Vor allem mit den Fußspezialisten Dr. Dennis Brown und Prof. Dr. Christopher E. Smith aus den USA. Unterstützt wurde ich auch vom Schweizer Arzt Dr. Christian Larsen, der gemeinsam mit der französischen Physiotherapeutin Yolande Deswarte die Spiraldynamik, eine neue Bewegungstherapie, entwickelt hat.

Dr. Alexander Sikorski, Fußchirurg und ein leidenschaftlicher Verfechter der Biomechanik, ist seit Jahren ein sehr wichtiger Ratgeber für mich, wenn es um die Biomechanik geht. Das Know-how dieser Koryphäen ist somit von Anfang an in meine Technik eingeflossen. Zusätzlich habe ich die Systemeinlagen immer wieder von Ärzten, aber auch von Therapeuten, überprüfen lassen.

?

Welches Material wird für die Einlagen verwendet?

Wir verwenden hochwertige Kunststoffe, die medizinisch getestet sind.

?

Bei welchen Füßen oder Fußfehlstellungen werden die besten Resultate erzielt?

Die Jurtin-medical-Systemeinlagen sind für alle Patienten mit Fußproblemen oder mit Problemen des Bewegungsapparates geeignet, egal, ob diese ständig vorhanden sind oder nur bei Belastung, zB beim Sport, auftreten. Man kann und soll diese Einlagen sogar prophylaktisch anwenden, um Schmerzen oder einer Deformierung durch häufige Belastung vorzubeugen.

Oder noch einfacher gesagt: Um endlich statisch richtig und in gerader Aufrichtung zu stehen.

?

Wie lange können Jurtin-medical-Systemeinlagen getragen werden?

Generell lässt sich sagen, dass diese Einlagen ca. ein Jahr getragen werden können.

Sie passen in jeden bequemen Schuh und sind leicht zu reinigen.

?

Wie weiß man eigentlich, dass diese Systemeinlagen eine gute Lösung sind?

Nur durch die Erfahrung jedes Einzelnen. Zuvor wird meist schmerzlich erfahren, dass die herkömmlichen Einlagen keine Lösung sind. Sie können sich nicht vorstellen, wie viele positive Rückmeldungen wir schon bekommen haben.
Vor allem aber durch die Mundpropaganda vieler zufriedener Kunden. Was mich freut: Auch viele Ärzte, Osteopathen und Physiotherapeuten empfehlen die Jurtin-medical-Systemeinlagen.

?

Die Jurtin-medical-Systemeinlagen werden mit einer völlig neuen Technik angepasst. Wie funktioniert diese?

Wir legen noch „Hand an". Unsere geschulten Jurtin-Techniker stellen mit ihren Händen das untere Sprunggelenk ein und bringen dabei die Ferse inklusive Vorfuß in eine neutrale Position.

Wichtig dabei ist, dass der Fuß nicht belastet wird, sondern frei hängt – dafür haben wir eigene, hohe Stühle produziert.

Der Fuß wird in dieser idealen Position gehalten, während die Einlage im erwärmten Zustand durch ein Vakuumsystem an den korrigierten Fuß anmodelliert wird.

Warum hält sich das herkömmliche Einlagensystem noch immer?

Die herkömmlichen Systeme halten sich, weil sie sich bei uns eingebürgert haben und weil die Betroffenen es nicht besser wissen. Wenn Dinge immer schon so waren, stellt man sie nicht in Frage.

Im Vergleich dazu ist man in den USA nie davon abgegangen, den Fuß im unbelasteten Zustand zu untersuchen und danach die Einlagen anzufertigen. Außerdem gibt es in den USA Ärzte, die sich ausschließlich mit den Füßen beschäftigen.

Wer arbeitet noch nach der Jurtin-Methode?

Unsere Partner in Österreich, Deutschland, Griechenland und Italien.

Auch die Anzahl der Ärzte, Orthopädieschuhtechniker, Physiotherapeuten und Podologen, welche die Jurtin-medical-Systemeinlagen empfehlen, wird immer größer.

Die Jurtin-medical-Systemeinlagen werden am hängenden, nicht belasteten Fuß angepasst.

Geht es bei den Einlagen nicht um die Stellung bzw. Fehlstellung des belasteten Fußes, den es zu korrigieren gilt? Wie kann man solches im frei schwebenden Zustand feststellen?

Die Jurtin-medical-Systemeinlagen bieten dem Fuß quasi eine Hilfe zur Selbsthilfe. Indem sie helfen, das Fersenbein gerade zu halten, also verhindern, dass es nach innen oder nach außen kippt, stabilisiert sich der Fuß und die Keilbeine können sich optimal „verkeilen".

Das heißt, Muskeln, Sehnen, Bänder und Knochen können sich in ihre ursprüngliche Form zurückbilden. Es gilt, den gesunden Zustand wieder herzustellen.

Während Einlagen, die am belasteten Fuß bzw. anhand der Fehlstellung angefertigt werden, allenfalls die Auswirkungen einer Fehlstellung zu lindern versuchen (in den meisten Fällen ohne Erfolg), so setzen die Jurtin-medical-Systemeinlagen punktgenau bei der Ursache an.

Wird zB ein Spreizfuß diagnostiziert, so wird – bei den herkömmlichen Einlagen – ein Spreizfußpolster angebracht, mit dem Ziel, den Spreizfuß dort, wo er Beschwerden bereitet, nämlich im Vorfußbereich, zu stützen.

Mit den Jurtin-medical-Systemeinlagen wird ein völlig anderer Ansatz gewählt. Es geht nicht darum, den Vorfußbereich durch Polster zu stützen sondern darum, die Fehlstellung, die den Spreizfuß verursacht, zu beheben.

?

Ihr Ansatz ist das Fersenbein. Sie sagen, die Einlagen halten das Fersenbein gerade. Reicht das für eine nachhaltige Korrektur?

Ja, genau. Die Jurtin-medical-Systemeinlagen halten das Fersenbein gerade, dadurch steht auch das untere Sprunggelenk statisch richtig, alle Gelenke befinden sich zueinander in einem optimalen Winkel.

Durch das Aufrichten der Ferse kann das Längsgewölbe nicht absinken. Das besonders Interessante daran ist, dass der Fuß dann wieder in der Lage ist, durch den Mittelfuß das Längsgewölbe selbst aufzurichten.

Damit ist die Korrektur perfekt.

?

Wie lässt sich in einfachen, nicht medizinischen Worten, die Funktionsweise des normalen Fußes beschreiben?

Die Funktionsweise des „normalen“ Fußes ist überaus komplex und ist ein Zusammenspiel von Anatomie und Biomechanik. In Kurzform ausgedrückt: 33 Gelenke müssen 26 (28) Knochen koordinieren; das Ganze wird von über 100 Sehnen und Bändern zusammen gehalten.

Mir geht es aber weniger um eine Beschreibung als um eine Bewusstseinsbildung. Wir haben nur ein Paar Füße, dem wir oft erst dann Aufmerksamkeit schenken, wenn es schon reichlich spät ist.

?

Wäre es nicht am allerbesten den Fuß so zu trainieren, dass er ohne Einlagen auskommt?

Das Fußtraining ist eine sehr gute Sache und ist mit der Spiraldynamik von Larsen und Deswarte auch sehr erfolgreich. Aber wie bei jedem Training ist es mit einmal nicht getan.

Für die Zeit, wo keine Therapie oder kein Training erfolgt, ist es daher sehr empfehlenswert, den Fuß mit den Jurtin-medical-Systemeinlagen zu stabilisieren.

?

Was sind für Sie die überzeugendsten Argumente für die Jurtin-medical-Systemeinlagen?

- *Die Problemlösung liegt in der Stabilisierung der Ferse.*
- *Sie sind keine Massenware, sondern Einzellösungen.*
- *Die Rohlinge werden ganz individuell per Hand angepasst und mittels Vakuumtechnik gefertigt.*
- *Sie passen in jeden bequemen Schuh und können sofort nach der Anpassung getragen werden.*
- *Sie verursachen keine Druckbeschwerden und sorgen für sofortiges Wohlbefinden.*
- *Sie stabilisieren den gesamten Bewegungsapparat.*

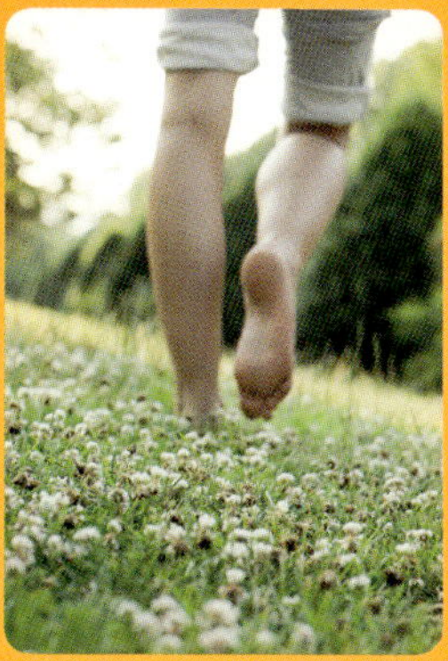

SCHUHEINLAGEN,
DIE WIRKEN

DER DANK DER KUNDEN

Zahlreiche Schreiben bestätigen
die Wirksamkeit der Jurtin-medical-Systemeinlagen.

Schmerzfreies Gehen ist
himmlisch!

Herzlichen Dank dafür!

Claudia Aschbel

Lieber Herr Justin!

Herzlichen Dank für Ihre ausgezeichneten Einlagen. Seit ich dieselben seit etwa 1 1/2 Jahren verwende kann ich wieder größtenteils beschwerde=frei Tennis spielen. Die Knie=schmerzen treten nur mehr selten auf. Danke auch für das Auf=merksam-Machen, daß ich ein Paar Schuhe, die verschlissen sind, aussortiere. Schlechtes Schuhwerk mindert den Effekt der Einlagen.

Liebe Grüße

Anton Kerschbaumer

31. Mai 2012

Sehr geehrter Herr Justin!

Es ist mir ein besonderes Anliegen einige Gedanken, zu den von Ihnen einzigartig, hergestellten Schuheinlagen, abzugeben.

Ich bin schon seit einigen Jahren eine Kundin von Ihnen und weiß, dass ich ohne Ihre Einlagen, bei meinen Fußdeformationen, nicht mehr gehen könnte.

Diese Einlagen sind angenehmst zu tragen, man spürt sie kaum, das Material passt sich jeder Gegebenheit an, auch wenn man im Sommer ohne Strümpfe in passenden Sandalen und Hausschuhen geht.

Inzwischen sind viele Freunde und Bekannte auch Ihre hochzufriedenen Kunden geworden, wie z.B. die ehemalige Balletttänzerin Frau SZOMRAKY (auch sie könnte ohne Ihre Einlagen keine längeren Strecken mehr gehen); Herr Dr. Knechtli aus Zürich (ehemaliger Zahnarzt) der durch die berufsbedingte Haltung massive Rückenprobleme bekommen hatte und durch Ihre Einlagen jetzt schmerzfrei korrigiert wurde und sehr zufrieden ist; Frau Christa v. CRNCIĆ aus Weiz, die auch

immer bei ihren ausdauernden Gartenarbeiten
die Einlagen trägt und keine Schmerzen mehr hat.
So könnte ich noch viele Menschen nennen,
die Ihr Geschäft ~~immer~~ äußerst zufrieden
verlassen.
Dazu muß noch unbedingt erwähnt werden,
wie sehr Sie Sich jedem Kunden mit großer
Freundlichkeit, Humor, Geduld und ruhiger
Ausstrahlung widmen.
Man ist in Ihrem Geschäft bestens aufgehoben,
eine sehr angenehme Atmosphäre, die auch
von Ihrer Frau und immer hilfsbereiten
Mitarbeitern ausgeht.
Ich danke Ihnen für all Ihre Bemühungen
und Hilfe

Ihre Heike Rabel

PS.: Mein Satz lautet noch wie vor
„kein Wohlbehagen
ohne Instin-Einlagen“

Als ehemalige Opernsängerin stand ich
stundenlang durchgehend bei Proben und
Aufführungen auf der Bühne; leider gab
es damals noch keine Instin-Einlagen!

Willy Jurtin

Gesendet: Mittwoch, 23. Mai 2012 21:19
An: jurtin@jurtin.at
Betreff: Jurtin medical: Einlagen

Dieses ist eine E-Mail-Anfrage via http://www.jurtin.at/ von:
Keller Uwe

Hallo und vielen Dank für die super Einlagen.Trage sie seit 1 Jahr.Keine Schmerzen mehr .Nur toll.
Wie kann ich meiner Mutter in Dresden helfen.Sie leidet unter Fersensporn und weiß sich keinen Rat.Wie kommt sie an eure Einlagen.
Hoff sie können mir weiter helfen.Lieben Gruß Uwe Keller

Willy Jurtin

Gesendet: Freitag, 25. März 2011 20:31
An: jurtin@jurtin.at
Betreff: Neuer Kommentar: Kundenmeinungen zu Jurtin medical® Schuheinlagen

Titel des Artikels: Kundenmeinungen zu Jurtin medical® Schuheinlagen
Link zum Artikel: http://www.jurtin.at/schuheinlagen-kundenmeinungen
Aktualisiert am: 2011-03-25 19:31
Kommentar geschrieben von: beate gill

Text des Kommentars: guten abend,

seit 1,5 jahren kenne ich jurtin einlagen und bin begeistert. während dieser zeit konnte ich wegen verletzung der außenbänder einige monate keine einlagen tragen. nun ist es aber wieder so weit.
seit einigen wochen habe ich neu angepaßte einlagen.
meine frage: was heißt spiraltechnik? ich habe das gefühl mein ganzer linker fuß verdreht sich bis zum becken. fühlt sich spiralförmig an, von unten bis oben. das kann aber doch nicht gemeint sein. was könnte das sein? das gefühl ist unangenehm bis beängstigend. ohne einlagen kann ich gar nicht laufen, kann also gar nicht feststellen, wie stehe ich richtig.

vieleicht können sie mir meine frage beantworten, was heißt spiraltechnik? wie wirkt sich das genau auf bein und wirbelsäule aus?

mit freundlichem gruß

beate gill

Willy Jurtin

Gesendet: Donnerstag, 22. Dezember 2011 18:07
An: Willy Jurtin
Betreff: Re: Jurtin medical: Einlagen

Lieber Herr Jurtin!

Gestern haben Sie mir die Einlagen gemacht und
gleich beim Aufstehen spürte ich eine wesentliche Verbesserung.

Am Nachmittag bin ich noch weit gegangen,
(das habe ich in der letzten Zeit immer so gut als möglich vermieden)
habe heute 7 Stunden stehend gearbeitet
und - was besonders angenehm war -
mit ganz wenig Schmerzen.

Sie haben mir unendlich viel Lebensqualität geschenkt,
dafür bin ich Ihnen sehr sehr dankbar !!!!!!!

PS:Schade, dass ich erst vor kurzer Zeit über das Fernsehen auf Sie aufmerksam wurde.

Herzliche Grüße!
Siglinde Facciani

Willy Jurtin

Gesendet: Freitag, 25. März 2011 19:31
An: jurtin@jurtin.at
Betreff: mein Besuch-Ihre Einlagen

Liebe Frau Jurtin, lieber Herr Jurtin
Seit zwei Wochen wieder zu Hause und nur zum Schlafen die Schuhe samt Innenleben ausgezogen !! Die ersten paar Tage waren Knie, Oberschenkel, ja eigentlich das ganze „Gestell" beleidigt doch inzwischen geht es mir gut. Es gibt noch kleine Druckstellen doch diese hängen wohl mit meinen komischen Zehen zusammen. Ich habe vor, gegen Ende April noch einmal zu Ihnen zu kommen, werde mich aber vorher noch kurz melden.
Bis dahin alles Gute, schöne Osterfeiertage und herzliche Grüsse aus Liechtenstein
Brigitte Alicke

Willy Jurtin

Gesendet: Montag, 26. Juli 2010 16:34
An: 'Willy Jurtin'
Betreff: Einlagen

Sehr geehrter Herr Jurtin,

habe Ihre Einlagen jetzt eine Woche in Verwendung in festeren Schuhen, die Halt geben und ich muss sagen, ich bin begeistert. Ich bin zwei Stunden am Tag mit dem Hund unterwegs und gehe dabei über Stock und Stein und ich habe das Gefühl, ich gehe wie früher, als ich noch keine Probleme mit den Füßen hatte.

Ich war sehr skeptisch, da ich mir doch dachte, so dünne Einlagen können nicht viel bewirken bzw. ich hatte bei dünnen Einlagen immer das Gefühl, ich gehe auf den bloßen Knochen mit meinen Füßen. Die ganzen Anti-Schock/Anti-Stress-Schuhe bewirkten rein gar nichts, außer dass sie teuer waren, ebenso halfen nichts diese Gelpolster für die Fersen, die verrutschten nur. Ich muss sagen, die Fersen spüre ich überhaupt nicht mehr, ab und an den Ballen oder ein Ziehen seitlich, ich kippe auch nicht mehr nach innen, was den Knöchelschmerz auslöste. Und der tolle Nebeneffekt, diese Einlagen passen in meine normalen Schuhe, die anderen sind so wuchtig, dass ich viel größere Schuhe kaufen musste, um sie überhaupt einlegen zu können.

Ich hoffe, die Wirkung hält auch langfristig an. In fünf Wochen komme ich zur Kontrolle nach Feldkirchen.

Vorerst vielen Dank und ganz liebe Grüße

aus der Steiermark

Klaudia Aschbacher

PS.: Ohne Schmerzen gehen zu können, ist wie Weihnachten und Ostern zusammen! Es gibt nichts Wichtigeres! Wochenlang entzündete Sehnen an den Füßen, eine sog. Tendinitis an beiden Füßen, die ich sogar beim Schwimmen spürte. Die Ärzte gaben mir keine Antwort auf das Warum, monatelang Fersensporn, haben mir oft die Tränen in die Augen getrieben, ich war total verzweifelt wegen der starken Schmerzen, von den Ärzten bekam ich nur Schmerzmittel verschrieben, die ich nicht einnehmen wollte...

Willy Jurtin

Gesendet: Dienstag, 05. Oktober 2010 16:44
An: jurtin@jurtin.at
Betreff:

Habe zwar erst seit Freitag Jurtineinlagen, fühle mich aber vom ersten Moment an damit wohl, so dass ich keine Probleme hatte, sogar in neuen Schuhen damit tanzen zu gehen.
Ganz super war auch meine Erfahrung(als KG) mit einem jungen Patienten, der wegen einer Verwachsung von Talus und Calcanaeus operiert werden musste und bereits von der Zeit vorher einen sehr deformierten Fuß hatte. Er bekam zur Unterstützung herkömmliche Einlagen, was die Arbeit zur Wiederherstellung des Fußes eher erschwerte, da sich der Fuß sogar über die Einlage hinweg schob - noch weiter in die pathologische Stellung. Wir sind dann zusammen nach Pfronten zum orthopäd. Schumacher Herrn Noess gefahren und haben uns kundig gemacht. Der Patient hat sich auf der Stelle für die Einlagen entschieden. Er hatte von da an auch beim Tischtennisspielen wesentlich weniger Schmerzen und der Fuß ließ sich besser mobilisieren. Inzwischen hat er nur noch bei extremeren Belastungen Schmerzen. Die Einlagen müssten in der Zwischenzeit allerdings auch wieder neu angeglichen werden. Sie sind inzwischen ca 1 Jahr oder 11/2 Jahre alt.

Willy Jurtin

Gesendet: Donnerstag, 02. September 2010 14:17
An: jurtin@jurtin.at
Betreff: : Danke

Lieber Herr Jurtin,

zunächst einmal möchte ich Ihnen für Ihre geniale Idee mit den Einlage herzlich danken. Ich trage Ihre Einlagen seit ca. 2 Jahren und bin sehr zufrieden. Der Zugewinn an Lebensqualität ist unbeschreiblich.

Willy Jurtin

Gesendet: Samstag, 21. November 2009 20:27
An: jurtin@jurtin.at
Betreff: LOB

Ich möchte ihnen auf diesem Wege mitteilen,dass ich nach 6 Jahren höllischer Schmerzen in der Ferse,innerhalb von 3 Monaten mit ihren Einlagen völlig schmerzfrei bin. Es ist für mich wie ein Wunder.

Herzlichen Dank
Sissi Blume

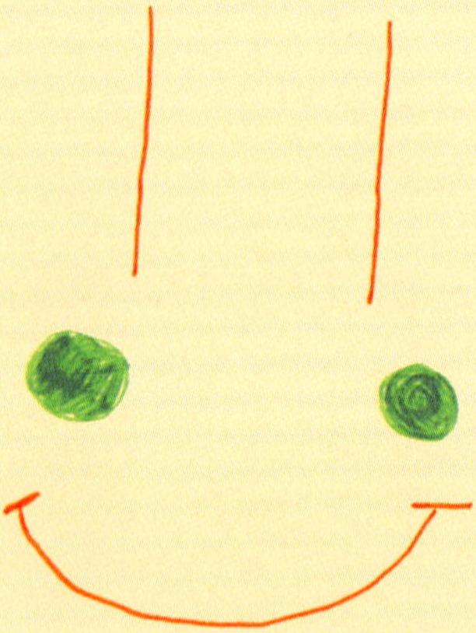

Lieber Herr
Justin!

Mit ihren Einlagen macht
das Gehen viel mehr spaß,
weil ich nicht mehr Fußschmerzen
habe!

Mit ganz freundlichen Grüßen
Alexandra!!

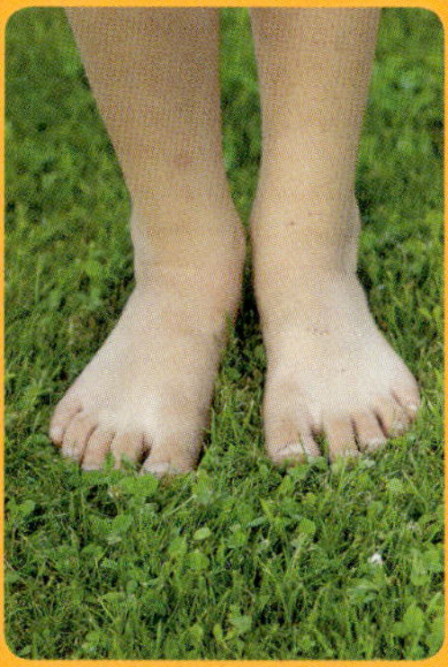

SCHUHEINLAGEN,
DIE WIRKEN

– SONDERTHEMA –

KINDERFÜSSE

Bis zu einem Alter von acht Jahren sollten keine Schuheinlagen zur Anwendung kommen.

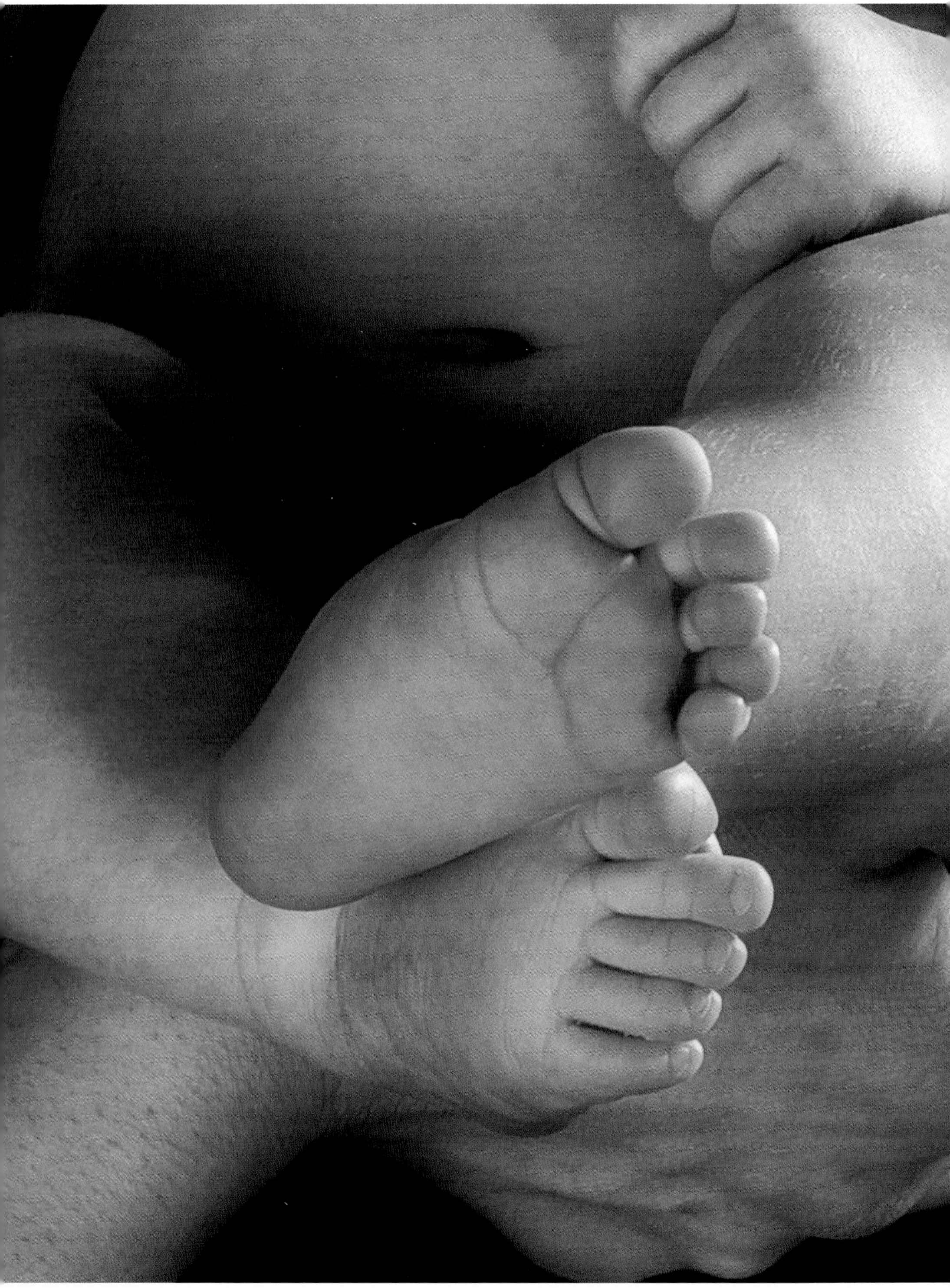

Der Kinderfuß – Ein Meisterwerk

Der Anblick von Babys löst bei Groß und Klein, Alt und Jung Freude und Entzücken aus. Nicht nur die kleinen Patschhändchen werden als besonders putzig empfunden, auch die Füßleins des kleinen Erdenbürgers üben eine große Anziehungskraft aus.

Noch sieht man ihnen nicht an, dass sie dereinst den jetzt noch kleinen Menschen unermüdlich Tag für Tag aufrecht durchs Leben tragen werden müssen.

Noch haben sie Jahre der Entwicklung vor sich, Jahre in denen vieles – im wahrsten Sinne des Wortes – schief gehen kann aber nicht schief gehen muss.

Bereits das Universalgenie Leonardo da Vinci, Künstler, Wissenschaftler und Techniker, erkannte bei seinen anatomischen Studien wie komplex der menschliche Fuß ist und nannte die Kinderfüße das „Meisterwerk der Ingenieurskunst".

Wie entwickeln sich Kinderfüße?

Nun, das Wichtigste zuerst:
Kinderfüße entwickeln sich sehr langsam, wachsen aber sehr schnell! Das ist kein Widerspruch, sollte aber für Eltern eine ganz wichtige Erkenntnis und Stütze sein, vor allem wenn es darum geht, die richtigen Schuhe für ihren Sprössling zu kaufen.

Ein süßer platter Babyfuß hat Knorpel, die sich erst im Laufe der ersten Jahre zu richtigen Knochen entwickeln. Diese Knorpel sind in das schützende, sogenannte Baufett eingebettet, das den kindlichen Fuß so besonders reizend macht. Erst nach dem zweiten und dritten Lebensjahr entstehen die Gewölbe.

Der ganze Entwicklungs- und Wachstumsprozess, also das Längen- und Breitenwachstum und die Knochendichte, ist in der Regel erst mit dem 18. Lebensjahr abgeschlossen.

Wie schnell wachsen Kinderfüße?

Kinderfüße wachsen vor allem in den ersten Lebensjahren sehr schnell, bis zu zwei Zentimeter können es pro Jahr sein; damit wachsen sie um einiges geschwinder als die Hände, Arme oder Beine. Erst ab dem fünften Lebensjahr verlangsamt sich das Wachstum. Im Schnitt wächst der Fuß dann bis zur Pubertät ca. einen Zentimeter pro Jahr.

Was ist die ideale Schuhgröße?

Jeder Schuh, der dem kindlichen Fuß genügend Platz bietet, ohne zu groß zu sein. Zwölf Millimeter länger zu sein als die längste Zehe gilt dabei als Richtschnur für die ideale Schuhgröße.

Da die Füße vor allem im zweiten und dritten Jahr sehr schnell wachsen, kann sich in diesem Alter die benötigte Schuhgröße um zwei bis drei Größen ändern.

Ab dem fünften Jahr, also in etwa zu Schulbeginn, pendelt sich das Wachstum ein und die Füße ändern sich nur mehr um ein bis zwei Größen.

Wie können Fehlstellungen verhindert werden?

Hier gibt es eine Reihe von Faktoren, die es den kindlichen Füßen ermöglichen, sich gut und richtig zu entwickeln.

Eine ganz große Rolle spielen dabei natürlich die Schuhe und die richtige Schuhgröße.

Eltern sollten sich beim Schuhkauf keineswegs nur auf die Angaben des Kindes verlassen, sondern schlicht Fuß und Schuh abmessen und auch den Raum zwischen dem Zehenbereich und der Schuhspitze mit beiden Händen ertasten.

Der Grund dafür liegt wiederum in der Besonderheit der Kinderfüße. Die Knochen sind noch sehr weich, sie sind eher Knorpel als Knochen und sie sind sehr biegsam. Deshalb passen Kinderfüße fast in jeden Schuh.

Dazu kommt, dass zu kleine Schuhe zwar die Füße verformen, aber dass dies den Kindern gar nicht weh tut, weil auch die Nerven im Fuß noch nicht voll entwickelt sind.

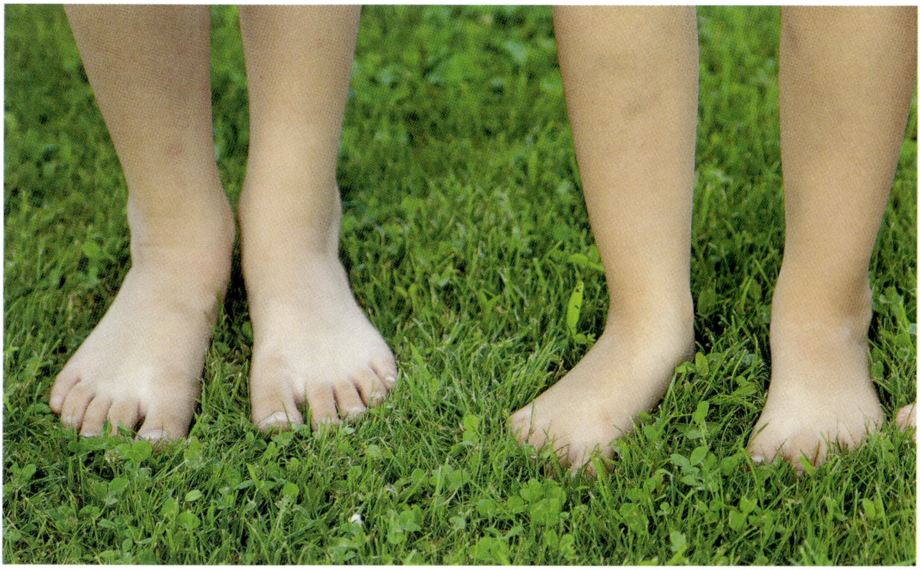

Was tut Kinderfüßen gut?

Ideal ist nach wie vor das barfuß Gehen. So oft es möglich ist, sollten sich die lieben Kleinen in der freien Natur auf einem natürlichen, unebenen Boden ohne Schuhe bewegen.

Überhaupt ist viel Bewegung ein unerlässlicher Beitrag für die gesunde Entwicklung der Füße.

Kleinkinder, die krabbeln, gehen und laufen lernen, stellen sich meist intuitiv auf die Zehenspitzen und üben so das Verdrehen der Ferse gegen den Vorfuß.

Auch spielerische Fußgymnastik hilft den Bändern und Muskeln sich kräftig zu entwickeln.

Was trägt noch zur optimalen Entwicklung bei?

Nicht nur viel Bewegung und die richtigen Schuhe, sondern auch die Bettdecken haben einen großen Einfluss auf die Entwicklung der Füße.

Da vor allem bei Kleinkindern bis zum vierten Lebensjahr die Füße noch eine weiche, flexible Masse sind, sollten Eltern vor allem darauf achten, dass die Decken nicht zu schwer auf den Kinderfüßen lasten und so zu ausgedrehten Füßen und einer stetigen Verformung beitragen.

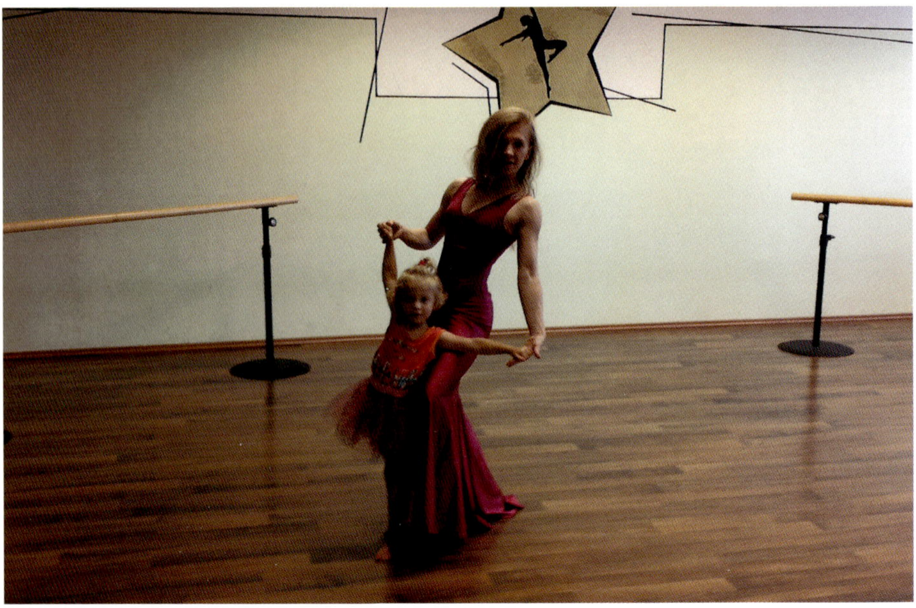

Einlagen für Kinder?

Kinder brauchen keine Einlagen! Bis zum siebenten oder achten Lebensjahr sind Einlagen für Kinder kontraproduktiv. Ein Kinderfuß ist weich, flexibel und elastisch. Er braucht viel Bewegung und ein Schuhwerk, das eine normale Entwicklung erlaubt. Wenn Eltern darauf achten, haben sie schon das Meiste für die Entwicklung gesunder Füße bei ihrem Nachwuchs getan.

Ausgenommen davon sind natürlich angeborene Fehlstellungen, die in die Hände von Ärzten und Therapeuten gehören.

Aber diese Fehlstellungen sind Gott sei Dank nicht sehr häufig.

Wie kann man die Wachstumsphase unterstützen?

Trotz aller Vorsicht von Seiten der Eltern, kann es doch bei den Füßen der Kinder zu Problemen kommen. Spätestens nach Beginn der Schulzeit mangelt es sehr oft an ausreichender Bewegung und die Muskeln, Sehnen und Bänder werden zu wenig trainiert.

Oder starke Wachstumsschübe führen zu einer Bänderschwäche, sodass das Fußskelett in eine schlechte Form hineinwächst.

In solchen Fällen ist es sicher angezeigt, die Statik des Fußes zu unterstützen.

Jurtin-medical-Systemeinlagen in der Pubertät

Mit den Jurtin-medical-Systemeinlagen stehen die Füße statisch richtig am Boden, sodass der Innenbogen nicht belastet ist. Damit erhält der Fuß während der Pubertät die Möglichkeit sich so zu entwickeln, dass später keine Einlagen benötigt werden.

„Für Kinder unter sieben Jahren, mache ich keine Einlagen!

Der Fuß ist bis zu diesem Alter eine weiche, flexible Masse, die nicht korrigiert werden kann und vor allem auch nicht korrigiert werden soll“, sagt Willy Jurtin.

„Kinder kommen nicht mit geraden Beinen auf die Welt. Im Laufe des Wachstums begradigt sich in den meisten Fällen alles von selbst.“

K. Reinhardt Orthopädie-Techniker, Kirchheim unter Teck

Der Rat vom Facharzt:

Keine Angst vor den kindlichen Plattfüßen

"

Die Plattfüße der Kinder sind solange normal, solange sie nicht schmerzen!

Die natürliche Entwicklung des Menschen lässt den Kinderfuß als „platten Fuß" erscheinen. Das macht deshalb Sinn, weil mit dem Erlernen des aufrechten Gehens, die durch die Körperlast entstehenden Kräfte abgefedert werden müssen. Das erfordert einen „weichen" Fuß. Erst mit zunehmendem Alter formt sich ein Längsgewölbe am Fuß aus und die Ferse stellt sich als Ausdruck einer zunehmenden Eigenstabilisierung aus der X-Position in eine fast gerade Position auf. Dieser Vorgang kann nicht selten bis zum 14. Lebensjahr dauern und bedarf keinerlei Hilfe, wenn der Fuß nicht wehtut.

Viele Mütter sind durch Fehlinformationen unberechtigt in Sorge versetzt worden, ihre Kinder wären fußkrank und bedürften einer Behandlung. Die Sprechstunde erfahrener Fußchirurgen dient aber meistens der Beruhigung sorgenvoller Eltern und nicht der Behandlung von Kinderfüßen.

Mit einer zu frühen Einlagenversorgung schwächt man diese normale und natürliche Eigenstabilisierung des Fußes und kommt der Natur in die Quere. Ein Eingriff, der sich nirgendwo bewährt hat.

Säuglinge zB sehen in der ersten Zeit ihres Lebens die Welt auf dem Kopf stehend. Trotzdem käme niemand auf die Idee, dieses naturgegebene frühkindliche Sehen durch das Erlernen eines Handstands oder mit dem Tragen von Brillen zu korrigieren. Und so verhält es sich auch mit dem kindlichen Plattfuß.

Dazu kommt, dass vielerorts den Kindern weiche Einlagen verpasst werden, die dem kindlichen Fuß keinen Halt geben können. Wenn es wirklich Probleme gibt, dann sollte der Kinderfuß mit seinen eigenen Stabilisatoren aufgerichtet werden.

Die Jurtin-medical-Systemeinlage folgt diesem Prinzip einzigartig und wird frühestens ab dem achten Lebensjahr nach gründlicher Untersuchung des Fußes empfohlen.

Die Jurtin-Einlage hält bei der Anpassung den Fuß in dieser stabilen Position, wenn die Einlage in einer Vakuum-Tüte an die Fußsohle regelrecht angesaugt wird.

So entsteht eine Unterstützung für den Fuß, die auch hart sein kann, aber von den Kindern nicht als hart empfunden wird, weil die meiste Stabilität aus dem Fuß selbst kommt.

Dr. Alexander Sikorski

FAKTEN UND TIPPS:

- Entwicklung und Wachstum der Füße dauern ungefähr bis zum 18. Lebensjahr.
- Erst im Laufe der ersten vier bis fünf Jahre entwickeln sich die Knochen.
- Keine Einlagen vor dem siebenten oder achten Lebensjahr.
- Achten Sie auf die richtige Schuhgröße.
- Viel Bewegung unterstützt die gesunde Entwicklung des Kinderfußes.

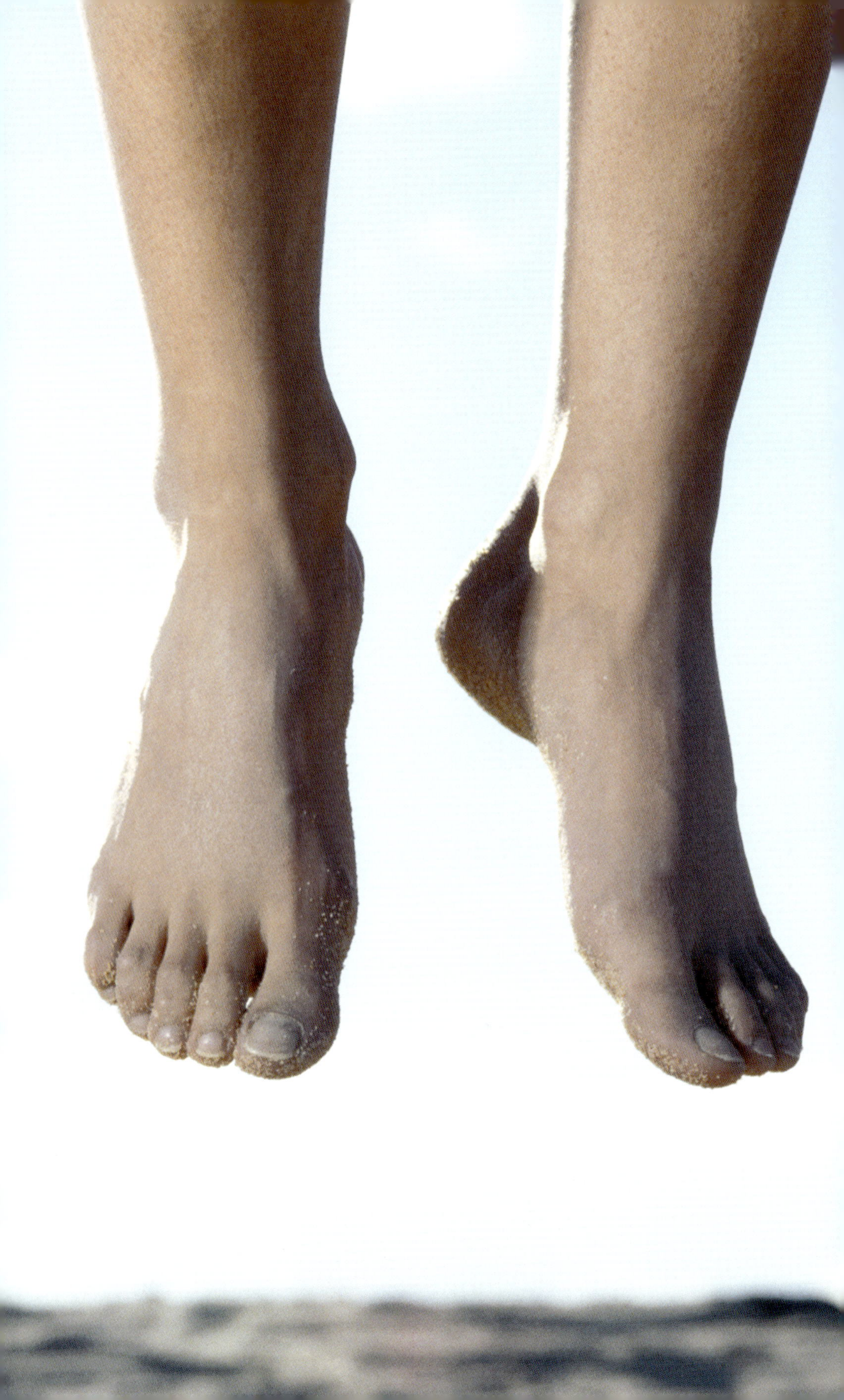

FÄLLE AUS DER PRAXIS

Eine lösungsorientierte Kooperation von Experten aus unterschiedlichen Disziplinen betrachtet den Menschen als Ganzes. Gemeinsame Erfahrungen fließen in den permanenten Jurtin-Entwicklungsprozess ein.

Im Folgenden schildern Chirurgen, Zahnärzte, Therapeuten, Orthopädietechniker, Orthopädieschuhtechniker und Allgemeinmediziner ihre Erfahrungen mit den Jurtin-medical-Systemeinlagen.

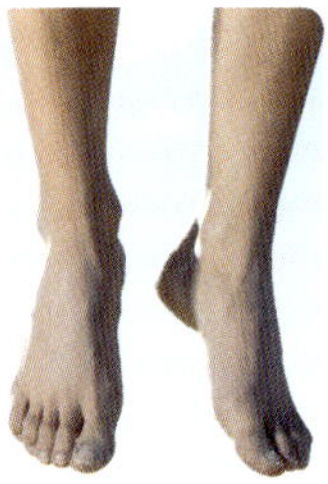

Fall 1

Liebe Patienten!

Leiden Sie unter Muskelverspannungen, Schmerzen im Bereich der Kiefergelenke, Knacken, reduzierter Mundöffnung, Haltungsproblemen, Kopfschmerzen und Augen- oder Ohrenschmerzen bzw. Tinnitus?

Eines oder mehrere dieser Symptome können dem Krankheitsbild einer CMD (craniomandibuläre Dysfunktion) entsprechen.

Durch diese nicht immer genau zu lokalisierenden Schmerzen beginnt für den Betroffenen oft ein langer Leidensweg des „Spezialistenshoppings“: vom Physiotherapeuten zum HNO-Arzt bis hin zum Zahnarzt, jedoch meist mit dem Ergebnis einer weiteren Überweisung zum nächsten Facharzt, ohne ersehnte Diagnose …

Für mich als Zahnärztin, spezialisiert auf Kieferorthopädie, ist es das Um und Auf, die Wechselwirkung zwischen den einzelnen Gelenken in unserem Körper zu beachten. So kann sich eine Fehlstellung im Bereich der Kiefer auf die Hüftgelenke auswirken, aber auch umgekehrt verursacht werden. Es ist heute bekannt, dass der Beckenschiefstand und die Skoliose oftmals von Zahn- bzw. Kieferfehlstellungen und der dadurch bedingten CMD verursacht werden. Dieser Beckenschiefstand ist funktionell bedingt, da es sich nicht um eine echte oder erworbene Beinlängendifferenz handelt.

Die eingenommene Schonhaltung führt zu einer einseitigen Belastung von Muskeln und Gelenken, ein Verschleiß der Hüfte und der Wirbelkörper bis hin zum Bandscheibenvorfall können dadurch ausgelöst werden.

Mit dem folgenden Test lassen sich die beschriebenen engen Zusammenhänge rasch erkennen:

Stellen Sie sich gerade hin, Beine einen Fuß breit auseinander, Mund schließen bis sie einen ersten leichten Zahnkontakt spüren. Bitte merken Sie sich das Gefühl.

Jetzt nehmen Sie ein ca. 2 cm dickes Buch und legen Sie es unter einen der beiden Füße, Mund wieder leicht bis zum ersten Zahnkontakt schließen.

Erkennen Sie den Unterschied?
Unter Berücksichtigung dieses Wissens werden Patienten in unserer Ordination kieferorthopädisch (Zahnspange) behandelt. Angefangen von einem Beratungsgespräch, bei welchem der Patient ganzheitlich betrachtet wird, bis hin zu den fallabhängigen Behandlungsmethoden, ist es wesentlich, die Zusammenhänge stets vor Augen zu haben.

Die Bereitschaft zur interdisziplinären Zusammenarbeit mit Spezialisten aus anderen Fachgebieten ist notwendig, denn nur so kann der richtige Behandlungsplan erstellt werden. Ohne diese Kooperation unter Kollegen kann weder die genaue Diagnose erstellt noch der Patient optimal versorgt werden.

Nun zwei Beispiele aus der täglichen Praxis:

Bsp. 1)

Eine junge Frau (35 Jahre) kommt in unsere Ordination. Nach dem ersten Beratungsgespräch habe ich folgende Informationen: Kreuzbiss auf der linken Seite, leichter Engstand im Ober- und Unterkiefer, Zähne erscheinen im Röntgenbild nicht kariös zu sein, keine Parodontitis, starke Schmerzen im Bereich der Kiefergelenke auf der rechten Seite, Haltungsprobleme und Nackenverspannungen beidseits.

Die Patientin ist seit einem halben Jahr in physiotherapeutischer Behandlung – ohne Erfolg.

Fall 1

Vorgehensweise:

1. *Überweisung zum MR um eine mögliche Schädigung des Gelenks abzuklären.*
2. *Überweisung zum Orthopäden – Abklärung einer Skoliose.*
3. *Anfertigung einer Aufbissschiene um die asymmetrische Bisssituation auszugleichen.*
4. *Erneute physiotherapeutische Behandlung, denn Dank der veränderten Bisssituation kann nun der Physiotherapeut helfen, dass sich die Muskeln entspannen können. (Jedes abermalige Zubeißen in der alten Situation verspannt die Muskeln erneut.)*
5. *Kieferorthopädie falls erwünscht.*

Bsp. 2)

Patient, männlich, ca. 40 Jahre alt, kommt zu einem Erstgespräch. Es ergibt sich folgendes Bild: Muskelverspannungen, Schmerzen im Bereich der Kiefer und der Wirbelsäule, manchmal auch in der Hüfte, Fehlen von zwei Backenzähnen rechts unten, Zahnstellung ist aus kieferorthopädischer Sicht auf den ersten Blick ganz gut. Beim genaueren Hinsehen und Nachfragen sind die Zahnkontakte eher einseitig.

Vorgehensweise:

1. *Überweisung zum Orthopäden um die Wirbelsäule zu vermessen und die Beinlängen zu vergleichen.*
2. *Mittels MR eine eventuelle Schädigung der Gelenke abklären.*
3. *Unterstützende physiotherapeutische Behandlung.*
4. *Nach der Auswertung der Diagnosen und Feststellung einer echten Beinlängendifferenz empfiehlt sich eine Korrektur durch Schuheinlagen von der Firma Jurtin in Feldkirchen.*
5. *Handelt es sich aber um eine Kieferfehlstellung, ist diese mittels Schiene oder festsitzender Lösung zu korrigieren.*

6. Anschließend muss mit dem behandelnden Zahnarzt eine mögliche Versorgung der Lücke rechts unten besprochen werden.

Anhand dieser Beispiele möchten wir aufzeigen wie bedeutend die exakte Diagnose ist, die nur in Zusammenarbeit mit Spezialisten aus ergänzenden Fächern erreicht werden kann.

Dr. Barbara Kucher
Zahnärztin
Klagenfurt

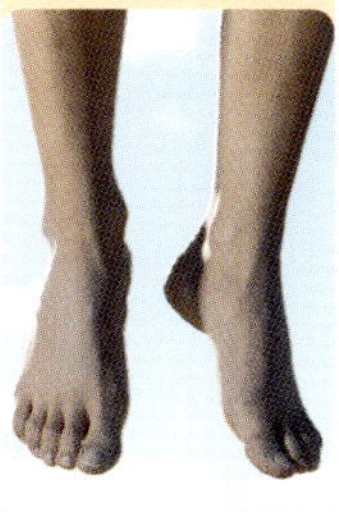

Fall 2

Die ganzheitliche Sicht ist wichtig!

Ich bin seit 19 Jahren als Zahnärztin in Liebenfels tätig. Ebenso lange behandle ich schon Kinder, die Zahnfehlstellungen aufweisen, wann immer es möglich ist, mit Hilfe der abnehmbaren Kieferorthopädie.

Nach und nach bin ich immer mehr dazu übergegangen, meine Patienten ganzheitlich kieferorthopädisch zu behandeln. Denn für mich ist jede Zahnfehlstellung zunächst ein Symptom und es ist vor allem einmal wichtig, die eigentliche Ursache dafür zu finden.

Störungen der Körperhaltung haben ihre Auswirkungen auf Kiefer- und Zahnstellungen. Umgekehrt können Zahn- und Kieferfehlstellungen auch in anderen Bereichen des Körpers, zB der Wirbelsäule, zu Beschwerden führen.

Fall 2

Das Kiefergelenk verbindet den Unterkiefer mit der Schädelbasis und der Atlasregion. Bereits minimale Verschiebungen des Wirbels haben enorme Auswirkungen auf die gesamte Wirbelsäule und ihre Statik. Störungen dieses Gleichgewichtes können sowohl descendierend, also absteigend – als auch ascendierend bzw. aufsteigend sein.

Ein falscher Biss, zu hohe oder zu niedrige Füllungen oder Kronen, schlecht gemachte Prothesen usw. können über die Kaumuskulatur und über Fehlpositionen des Kiefergelenks zu Fehlhaltungen in der Wirbelsäule führen.

Wiederholt habe ich bei Kindern mit einer deutlichen Rücklage des Unterkiefers sowohl eine verstärkte Lordose im Bereich der Hals- und Lendenwirbelsäule als auch ausgeprägte Knick-Senkfüße bemerkt. Auch hartnäckige, therapieresistente Kreuzbisse zeigten erste Erfolge in der Therapie, nachdem die Fehlbelastung der Fußsohlen und Fersen sowie der Beckenschiefstand korrigiert wurden.

Ich kontrolliere deshalb bei meinen Patienten neben ihrer Kopf- und Körperhaltung auch die Stellung ihrer Füße. Weiter überprüfe ich die Zungenfunktion, den Schluckakt, den Lippenschluss, die korrekte Sprache sowie das richtige Atmen durch die Nase. Diese Parameter beeinflussen alle die Stellung der Zähne und die Position von Ober- und Unterkiefer zueinander.

Ich achte darauf, wie die Kinder auf ihren Füßen stehen, schaue ob X-Beine oder O-Beine vorhanden sind. Ich beobachte die Beinlängen und eventuelle Differenzen der Schulterhöhe. Bevor ich dann mit der Therapie der Zahnfehlstellung beginne, muss ich die Gewissheit haben, dass meine kleinen Patienten korrekt auf ihren Füßen stehen.

Ich schicke meine Patienten seit nun fast fünf Jahren zu Herrn Jurtin. Ich bin von seinen Maßeinlagen, die auch ich selbst trage, restlos überzeugt und ich registriere immer wieder, dass Kinder mit korrigierter Fußstellung wesentlich raschere Fortschritte bei der Regulierung ihrer Zahn- und Kieferfehlstellungen machen.

In der ganzheitlichen Kieferorthopädie ist es meiner Meinung nach nicht nur von Vorteil fachübergreifend mit HNO-Ärzten und Orthopäden, Physiotherapeuten und Logopäden zusammenzuarbeiten. Für mich ist es genauso wichtig, einen kompetenten, erfahrenen orthopädischen Techniker – den ich in Herrn Jurtin gefunden habe – von Beginn an in die Therapie mit einzubeziehen.

Dr. Christine Haberl
Zahnärztin
Liebenfels, Kärnten

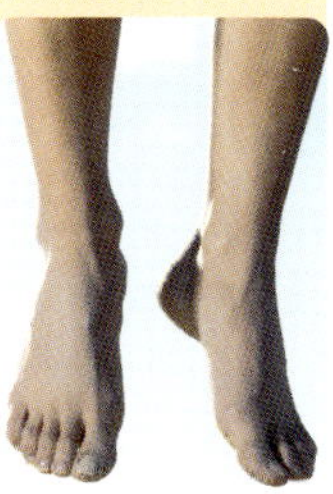

Fall 3

Erfahrungen mit den Jurtin-medical-Systemeinlagen

Frau E. H. aus dem Schwarzwald erschien das erste Mal 2009 zur Einlagenanpassung. Von einer Kollegin aus Stuttgart hatte sie Gutes über die Jurtin-medical-Systemeinlagen gehört. Sie kam mit Knickfüßen beidseits und Schmerzen im rechten Knie. Eine Knieoperation war avisiert. Ein paar Monate nach der Anpassung rief sie an. Die Knieschmerzen seien weg und die OP sei abgesagt worden.

Erst als sie zwei Jahre mit der nächsten Einlage zugewartet hatte, spürte sie das Knie leicht. Mit neuen Jurtin-medical-Systemeinlagen ist sie seit 2011 wieder schmerzfrei.

Fall 3

Frau J. H. aus Berlin kommt auf Empfehlung ihrer Physiotherapeutin im Dezember 2011 zur Einlagenanpassung. Sie kann nur mit MBT-Schuhen gehen, hat aber immer Schmerzen im linken Sprunggelenk. Der linke Fuß kippt ungewöhnlich weit nach außen(!).

Anfang Januar meldet sie sich, um mir mitzuteilen, dass der Schmerz durch das Tragen der Jurtin-medical-Systemeinlagen weg sei. Bei der Kontrolluntersuchung im März 2012 erfahre ich, dass sie beide gegen den Knieschmerz verordneten Schmerzmittel absetzen konnte.

Karola Kleinschmidt
Wirbelsäulentherapie, Heilpraktikerin
Berlin, Deutschland

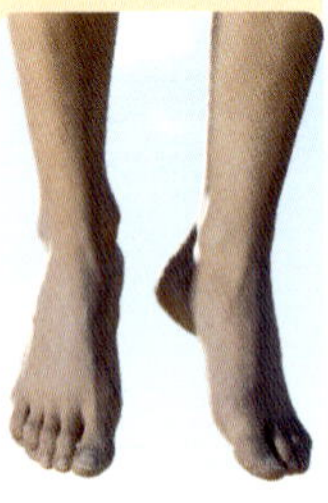

Fall 4

Skizzierter Erfahrungsbericht

Schnelle Ergebnisse:

bei Patienten mit Knick-Senkfußfehlstellung

bei Patienten mit stehender Tätigkeit und/oder Patienten, die beruflich viel laufen müssen

bei Patienten mit Knick-Senkfußfehlstellung und Schmerzen in den Knie- und Hüftgelenken ohne pathologisches Korrelat

> Schneller Erfolg bei eher unspezifischen Problemen

Schnelle bis mittelfristige Ergebnisse:

bei Zustand nach operativer Versorgung eines Hallux valgus oder einer Vorfußkorrektur bei Patienten mit Metatarsalgie

bei Patienten mit Plantarfasciitis

> Verbesserung des Abrollmechanismus und Entlastung im Vorfußbereich

> Verringerung der Spannung auf die Plantarfascie

Langfristige Ergebnisse:

bei Patienten mit Fersensporn

bei Patienten mit Achillodynie

> Beschwerdelinderung innerhalb mehrerer Wochen

Zusammenfassung:

> 95 Prozent der Patienten sind sehr zufrieden!

Gernot Allin / Dr. med. Isolde Adler
Neckar-Odenwald-Kliniken
Buchen, Deutschland

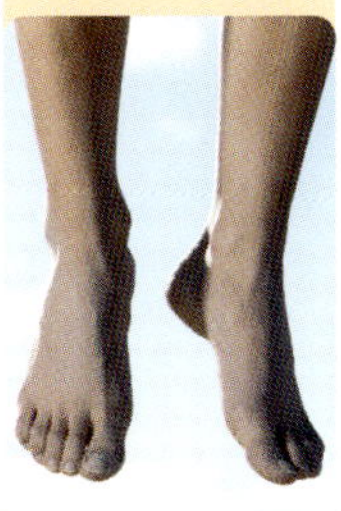

Fall 5

Die erste Wahl

Jurtin-medical-Systemeinlagen sind das Beste, was den Füßen passieren kann. Ich bin aus eigener, schmerzhafter Erfahrung absolut überzeugt von dieser Art der Einlagenanfertigung.

Nach anfänglicher Skepsis sind die Erfolge und Rückmeldungen der Patienten einfach überwältigend. Nicht nur bei Fuß- und Beinproblemen, sondern auch bei Beschwerden im Bereich der gesamten Wirbelsäule.

Die Auswirkungen, die das Aufrichten der Ferse mit sich bringt, sind enorm. Und sie sind zugleich von den anatomischen und biomechanischen Erkenntnissen her logisch und nachvollziehbar.

Das Mittel der ersten Wahl bei Beschwerden am Bewegungs- und Halteapparat.

Mathias Löffler
Orthopädieschuhmacher
Mössingen, Deutschland

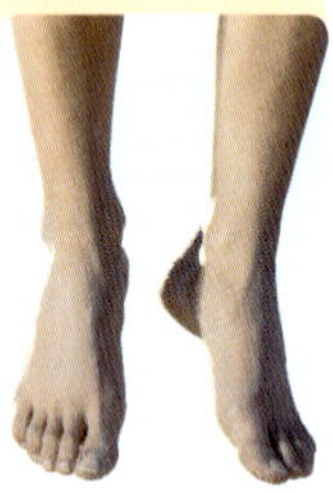

Fall 6

Sehr geehrter Herr Jurtin,

ich möchte mich bei Ihnen recht herzlich im Namen meiner Patienten und in meinem Namen für die Entwicklung der Jurtin-Systemeinlagen bedanken.

Durch dieses System bin ich in der Lage, Patienten, die Fußprobleme haben, in adäquater Weise zu versorgen. Da die Einlagen von Anfang an ein sehr angenehmes Tragegefühl haben und keiner Eingewöhnung bedürfen, ist die Bereitschaft zum ständigen Tragen extrem groß. Ein Erfolg der Therapie ist somit gesichert.

Wir arbeiten seit 2008 mit dem Jurtin-System, die Nachfrage wächst stetig, allein durch Empfehlung zufriedener Patienten. Mittlerweile bestehen Erfahrungen nicht nur in der Therapie der klassischen Indikationen wie Senk-, Spreiz- oder Knickfuß, es wurden auch Patienten mit neurologisch bedingten Gangunsicherheiten, insbesondere nach Apolex, versorgt.

Diese Patienten profitieren durch ein sichereres Gefühl beim Laufen. Patienten mit Arthrosen der Gelenke der unteren Extremitäten, insbesondere des Kniegelenks, geben deutliche Linderung an.

Ebenso versorgen wir Patienten mit BWS, LWS und Hüftbeschwerden mit gutem Erfolg mit den Jurtin-medical-Systemeinlagen.

Wir freuen uns auf weitere hervorragende Zusammenarbeit mit der Familie Jurtin.

Mit freundlichen Grüßen

Arno Alexander Neumann
Facharzt für Chirurgie
Hamm, Deutschland

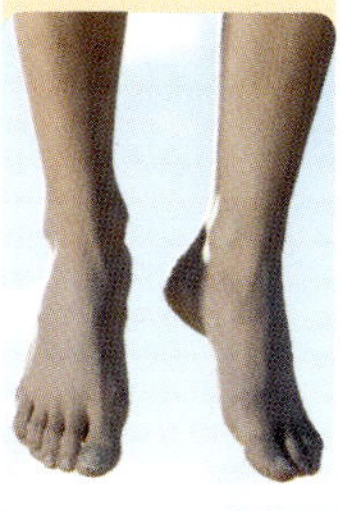

Fall 7

Hilfe für meine Rückenprobleme

Seit August 2011 arbeite ich mit den Jurtin-medical-Systemeinlagen. Ich muss sagen, dass ich durch die Anpassung am hängenden und unbelasteten Fuß wesentlich besser auf so manch einen Problemfuß eingehen kann. Die Passform ist genauer. In vielen Fällen versorge ich Patienten, die eine Knieorthese auf Grund einer Fehlstellung im Knie bekommen, auch gleich mit einer Jurtin-medical-Systemeinlage, um die Fehlstellung gleich vom Fuß an mit zu korrigieren.

Bei mir selbst war es so, dass ich jahrelang einen Absatzkeil für eine angebliche Beinverkürzung getragen habe und ich dennoch massive Rückenschmerzen bis hin zum Bandscheibenvorfall hatte.

Fall 7

Nachdem mir bei der Jurtin-Schulung ein paar Systemeinlagen angepasst wurden und ich diese statt des Keils getragen habe, wurden meine Beschwerden nach und nach besser. Mittlerweile habe ich so gut wie keine Probleme mehr mit dem Rücken.

Dasselbe höre ich von meinen Kunden. Nach einer Eingewöhnungsphase von zwei bis sechs Wochen geht es den Kunden besser.

Auch Jugendlichen mit deutlichen Plattfüßen und daraus resultierenden X-Beinen habe ich super Erleichterung bringen können. Weniger Schmerzen im Knie. Alles in allem bin ich froh, dass ich Jurtin-medical-Systemeinlagen anbieten kann.

Manuel Paul
Orthopädie-Technik & Sanitätshaus Bialas GbR
Bonn, Deutschland

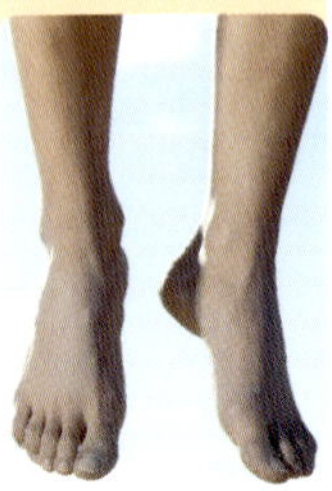

Fall 8

Die therapeutische Wirkung der Jurtin-medical-Systemeinlage

Auf der Suche nach einer Lösung für meine Fußprobleme und die meiner Patienten, führte nach unzähligen Irrwegen kein Weg an Willy Jurtin vorbei.

*In den Selbstversuchen mit unzähligen Schuheinlagen, den „besten" am Markt, erwarb ich mir zusätzlich körperliche Probleme, die ich vorher nicht kannte.
Diese Zusammenhänge wurden mir erst mit dem Tragen der Jurtin-Einlage bewusst, da sich zusehends meine Fußprobleme besserten und die davor aufgetretenen Probleme wieder verschwanden.*

In der Beschäftigung mit der Spiraldynamik von Christian Larsen und der Biomechanik des Fußes im Besonderen, wollte ich eine echte Lösung für meine Patienten in meiner Ordination anbieten. Auf dieser Reise lernte ich Michael Wegschaider, Schuhmacher in Baden, kennen und fand in ihm den perfekten Partner, um im Rahmen einer Kooperation nicht nur Einlagen anzufertigen, sondern auch Erfahrungen über die Auswirkungen dieser Einlagenversorgung zu sammeln.

Als Manualtherapeut interessieren mich die funktionellen Zusammenhänge des Bewegungsapparates. Inspiriert durch die Arbeit von Larsen machten wir interessante Erfahrungen. Eine unserer ersten Patientinnen berichtete über starke Kreuzschmerzen sofort nach dem Tragen der Einlage. In der manualtherapeutischen Funktionsdiagnostik zeigte sich das rechte Darmkreuzbeingelenk blockiert. Unmittelbar nach der durchgeführten Gelenksmobilisierung teilte sie mir mit, dass sie jetzt anders in den Einlagen stehe und auch die Schmerzen kehrten nicht mehr zurück.

Beobachtungen wie diese machten wir viele und stellten fest, dass diverse Störungen, die subjektiv nicht „sichtbar" waren, durch die Einlagenversorgung ins Bewusstsein rücken. Meistens genügen kleinste manualtherapeutische Interventionen, um das Problem zu lösen, selten, aber doch, wird eine weitere diagnostische Abklärung notwendig.

Die therapeutische Wirkung der Einlagen bei Vorliegen einer Fußfehlstellung, insbesondere des Fersenbeins, würde ich nach dem heutigen Erfahrungsstand, je nach Beschwerdeursache, in zwei Gruppen zusammenfassen: Erstens, Beschwerden auf Basis von funktionellen Störungen und zweitens, auf Grund von pathologischen, substanziellen Defekten.

Zur ersten Gruppe zählen alle Beschwerden, die auf Grund von Störungen der Funktionalität der Gelenke, Muskeln, Muskelfaszien und Bänder entstehen, wie zB

Fall 8

eingeschränktes Gelenksspiel bzw. eingeschränkte Beweglichkeit, Muskelverkürzungen, verringerte Muskelkoordinationsfähigkeit sowie diffuse bewegungsabhängige Schmerzen ohne diagnostischen Nachweis eines Gewebedefektes. Ein Großteil dieser Probleme kann aus unserer Erfahrung mit der Einlage, je nach Ursache, behoben oder zumindest positiv beeinflusst werden.

Zur zweiten Gruppe zählen alle Beschwerden auf der Basis von Gewebedefekten wie zB Gelenksabnützungen, Meniskus- und Bandscheibenschäden, Gewebeveränderungen, insbesondere der Knochen und Bänder nach Unfällen, Veränderungen des Fußskeletts usw. Diese können durch die Einlage zwar nicht mehr rückgängig gemacht werden, aber solche Defekte verursachen meistens auch funktionelle Störungen und sind daher durchaus positiv beeinflussbar. Bei dieser Gruppe ist eine Einlagenversorgung mit großer Sorgfalt abzuwägen, um nicht eine Verschlechterung herbeizuführen. Jedoch zeigte sich auch hier, dass mit teils sehr individuellen Lösungen, in Kombination mit einer therapeutischen Begleitung, eine deutliche Verbesserung des Leidensdruckes erzielt werden kann.

Abschließend möchte ich Willy Jurtin und auch Michael Wegschaider danken, denn durch die Zusammenarbeit mit den beiden hat meine medizinische Arbeit eine weitere Dimension erfahren, die mich glücklich und zufrieden stimmt.

Dr. med. univ. Jürgen Hörhan
Arzt für Allgemeinmedizin und Manualtherapeut, Teamarzt der österreichischen Frauenfußballnationalmannschaft sowie des SKN St. Pölten, Ausbildungsassistent in der österreichischen Gesellschaft für Manuelle Medizin

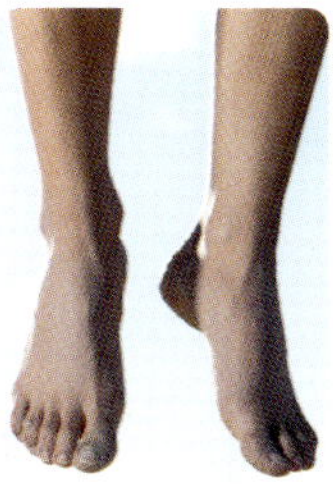

Fall 9

Das bisher fehlende Puzzleteil für eine erfolgreich angewandte Therapie

Gerade bei Problemen des Bewegungsapparates wie Beschwerden im Bereich des Rückens, der Gelenke, der Knie und der Hüften, stellen die Jurtin-medical-Systemeinlagen eine unverzichtbare Unterstützung zur herkömmlichen Therapie dar.

Durch Massagen und Therapien kann der Körper zwar optimal dazu angeregt werden sich zu regenerieren und etwaige Schmerzen verschwinden zu lassen, jedoch kommt es immer wieder vor, dass sich die ursprünglichen Symptome nach einiger Zeit, nach Beenden der Therapiesitzungen, wieder zeigen und erneute Beschwerden hervorrufen. Oft wird hier von „austherapierten oder therapieresistenten“ Patienten gesprochen, bei denen nur mehr eine medikamentöse Behandlung zur Unterdrückung der gegebenen Schmerzen erfolgt.

Der Grund dafür ist meist darin zu finden, dass bei herkömmlichen Therapien zwar die Symptome bestens behandelt werden, jedoch die eigentliche Ursache der Probleme außer Acht gelassen wird. Stimmt die Basis nicht, kann kein befriedigendes Ergebnis erzielt werden. Auch wenn der Fuß selber nicht schmerzt, kann hier die Ursache für immer wiederkehrende Beschwerden liegen.

Genau hier setzen die Jurtin-medical-Systemeinlagen an und bekämpfen das Übel an der Wurzel. Wird der Fuß ausreichend unterstützt und wird die Ferse stabilisiert, hat der Körper die Möglichkeit sich aufzurichten. Dadurch kann sich der natürliche Bewegungsablauf optimieren und einer ganzheitlichen Genesung steht nichts mehr im Wege. Die somit erreichte Beschwerdefreiheit stellt eine langfristige Lösung aus therapeutischer Sicht dar.

Fall 9

Ein mehrfach beobachtetes Beispiel ist die erfolgreiche Anwendung bei Ischialgien. Nach Anpassung und Verwendung der Jurtin-medical-Systemeinlagen kommt es in den meisten Fällen schon nach wenigen Tagen zu einer Besserung und auch zur vollkommenen Beschwerdefreiheit. Gleiches kann auch bei Problemen im Bereich des Fußes und der Knie beobachtet werden, um nur einige Beispiele zu nennen.

Abschließend kann festgehalten werden, dass es sich bei den Jurtin-medical-Systemeinlagen um eine revolutionäre Weiterentwicklung handelt, die dem schmerzgeplagten Patienten eine wirkliche Erleichterung bieten kann. Auch den Therapeuten wird es dadurch ermöglicht, den menschlichen Körper ganzheitlicher zu betrachten und zu behandeln, um somit schneller zu einem positiven Ergebnis in der Therapie zu kommen.

Thomas Pilz
Tuina-Praktiker
Bad Goisern, Oberösterreich

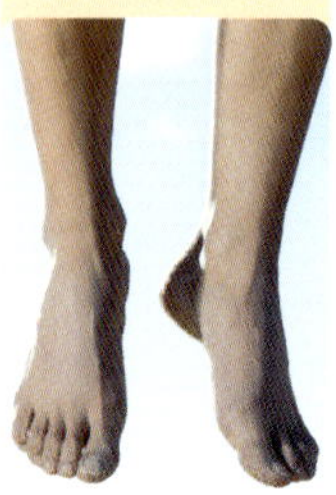

Fall 10

Die Jurtin-medical-Systemeinlagen komplettieren mein Angebot

Im Zuge meiner Arbeit als Physiotherapeut habe ich es oft mit Fußfehlstellungen und damit verbundenen Beinachsenabweichungen zu tun, die wiederum Ursache für diverse Knie-, Hüft- und/oder Beschwerden an der Wirbelsäule sein können. Viele meiner Patienten waren entweder gar nicht einlagenversorgt oder trugen schlichtweg falsche Einlagen, die keine Veränderungen brachten.

Wenn eine Einlage keine Verbesserung bringt, wozu soll ich sie dann tragen?

Meiner Ansicht nach kann eine Softeinlage ein eingefallenes Fußgewölbe nicht aufrichten und auch keinen Reiz zur Aktivierung der kurzen Fußmuskeln setzen, sondern maximal ein subjektiv angenehmes Gefühl einer weichen Unterlage vermitteln. Einlagensysteme, die nach einem Abdruck unter Belastung arbeiten, egal, ob computerunterstützt oder konventionell angefertigt, müssen oft mehrmals nachkorrigiert werden und bringen nur selten die gewünschte Verbesserung.

Die Rückmeldungen meiner Patienten zur Jurtin-Einlage sind durchwegs positiv, nicht zuletzt bedingt dadurch, dass die Korrektur des Fußes vom Fersenbein aus erfolgt, das als tragende Säule gilt. Einzig im Falle eines akuten Fersensporns rate ich meinen Patienten erst nach Abklingen der entzündlichen Phase zur Einlagenversorgung, da sich im Akutstadium die Beschwerden momentan verschlimmern können und den einen oder anderen davon abhalten, die Einlagen weiterhin zu tragen.

Vor allem Läufern muss man raten, Einlagen nur in Kombination mit einem neutralen Laufschuh zu tragen, da sich anderenfalls eine Überkorrektur einstellen kann.

Es freut mich, meinen Patienten eine unterstützende Möglichkeit zur Optimierung sowie Komplementierung meiner physiotherapeutischen Tätigkeit mittels dem Einlagensystem von Willy Jurtin bieten zu können.

Markus Slama
Physiotherapeut und Sportphysiotherapeut
physiozentrum apfelbaum
Klagenfurt

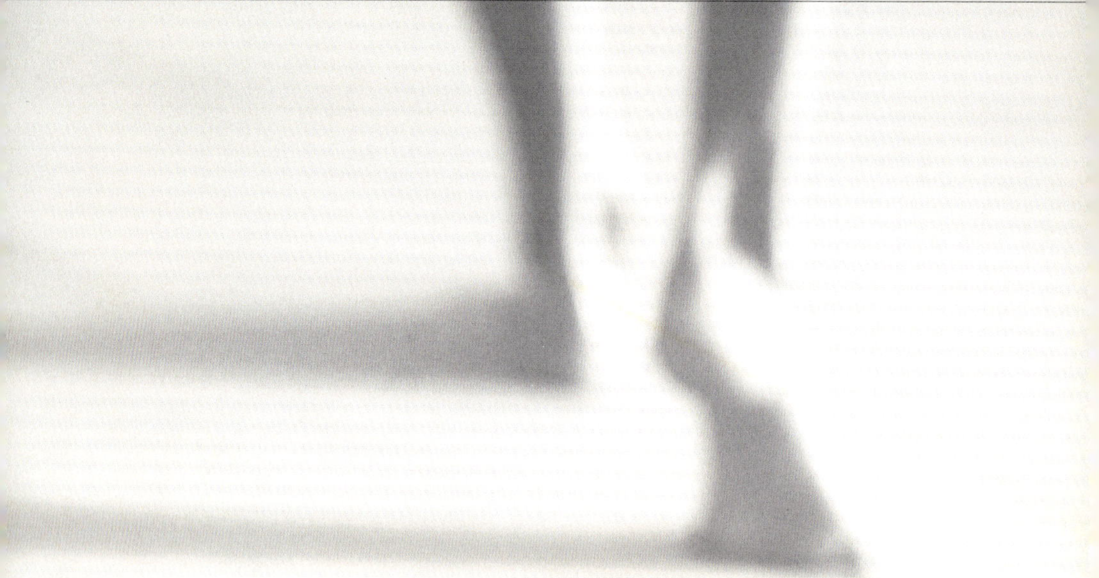

Ein Plädoyer für die Prävention

Achten Sie rechtzeitig
auf Ihre Füße.

Denken Sie daran,
dass der Dreiklang aus
Arzt, Therapeut und
Orthopädietechnik
(bzw. Orthopädieschuhtechnik)
die wirkungsvollste
Vorbeugung ist.

Wenn die Schmerzfalle
bereits zugeschlagen hat,
ist es nicht zu spät,
aber es ist viel schwieriger.

TIPPS UND NÜTZLICHE HINWEISE

Fußpflege – Die Voraussetzung ...

Ihre Füße sind das Fundament Ihres Körpers. Sie sind der Grundstein für Ihre Gesundheit. Achten Sie auf Ihre Füße – Ihr Körper wird es Ihnen danken. Pflegen und verwöhnen Sie sie regelmäßig.

Streicheln Sie Ihre Füße, massieren Sie sie – am besten mit einem Partner. Untersuchen Sie Ihre Füße auf Druckstellen und Hornhaut – vor allem an den Fersen.

Nehmen Sie drei- bis viermal in der Woche ein Fußbad mit lauwarmem Wasser (nicht zu heiß, denn das schadet den Venen). Geben Sie einen Schuss naturtrüben Apfelessig in das Wasser. Der Apfelessig hat eine antibakterielle Wirkung, fördert die Durchblutung und hilft bei Fußschweiß sowie bei Fußpilz. Auch die Hornhaut löst sich danach viel besser. Sie können sie dann mit einer nicht zu groben Hornhautraspel oder einem Bimsstein leicht entfernen. Nehmen Sie jedoch nicht zu viel von der Hornhaut weg, diese wächst sonst nur umso schneller nach.

Besonders wohltuend ist ein Fußbad, wenn man unter kalten oder schmerzenden Füßen leidet.

Trocknen Sie Ihre Füße nach dem Baden immer gut ab. Achten Sie dabei besonders darauf, dass der Bereich zwischen den Zehen trocken ist, denn dort siedeln sich gerne Fußpilze an.

Bei schon bestehendem Pilzbefall helfen oft Bäder mit Apfelessig, Backpulver oder Hygiene-Weichspüler.

Gönnen Sie Ihren Füßen nach dem Baden eine Feuchtigkeitscreme.

Schneiden Sie Ihre Fußnägel immer nach einem Fußbad.

Vermeiden Sie Schuhe aus synthetischem Material.

Benutzen Sie nur Socken und Strümpfe aus natürlichen Materialien wie Baumwolle, Seide oder Wolle. Wechseln Sie diese häufig, vor allem wenn sie sich feucht anfühlen.

... für gesunde Füße

Gehen Sie so oft wie möglich barfuß im Freien. Der unebene Boden stärkt die Fußmuskeln und fördert die Durchblutung – so bleiben Ihre Füße fit.

Spazieren Sie im Sand. Das Einsinken des Fußes führt zu einer Stabilisierung der Fußstellung und verhindert die Bildung von Hornhaut.

Betreiben Sie Sport – doch achten Sie darauf, sich nicht zu überanstrengen. Auch Spaziergänge an der frischen Luft (natürlich mit passendem Schuhwerk) fördern Ihre Gesundheit.

Achten Sie auf Ihr Gewicht.
Jedes überflüssige Kilo belastet Ihre Sprunggelenke, Ihre Kniegelenke, Ihre Bandscheiben und Ihre Wirbelsäule.

Socken oder Schuhe, die immer an derselben Stelle reiben, können natürlich ziemlich unangenehm sein und auch Entzündungen hervorrufen sowie die Nerven an dieser Stelle sehr reizen.
Also, weg damit.

„Wenn du all deine Probleme vergessen willst, zieh' einfach Schuhe an, die dir viel zu klein sind."

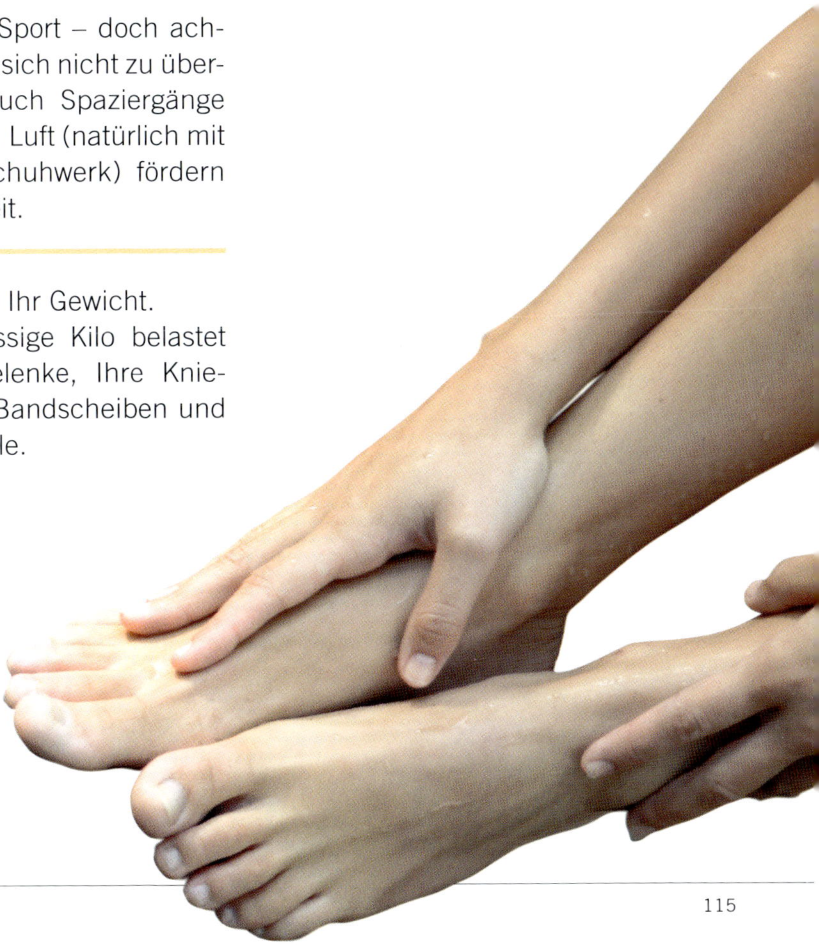

Jurtin Schuheinlagen und Reflexzonen am Fuß

In über fünf Jahrzehnten habe ich unterrichtet: „Prüfen Sie eigenständig nach, ob sich das von Lehrern und anderen Autoritäten vermittelte Wissen wirklich in der Praxis bestätigt."

Und jetzt, mit über 80 Jahren, habe ich durch Willy Jurtins Buch erkannt, dass auch ich über lange Zeit medizinische Lehrsätze ungeprüft übernommen hatte. Sie betreffen v.a. die Lage des Quergewölbes. Es ist, gemäß der Forschungen Jurtins – und vieler weiterer Fachpersonen, nicht an den Zehengrundgelenken, sondern am Übergang des Mittelfußes auf die Fußwurzelknochen hin, an der Lisfranc-Linie.

Ich fand außerdem eine Reihe von Übereinstimmungen zwischen Jurtins Erkenntnissen und den Reflexzonen am Fuß:

- Das Fersenbein ist einerseits die stabilisierende, Haltung gebende Basis für die Gesamtstatik des Menschen, andererseits repräsentiert es in den Reflexzonen das Becken, von dessen guter Stellung die funktionsgerechte Aufrichtung der Wirbelsäule in situ abhängt.

- Die anatomisch korrekte Stellung des Kahnbeins (os naviculare) ist sowohl für die biomechanische Funktion des Fußes als auch für die Zonen des Fußes von „tragender" Bedeutung, denn der proximale Anteil des Kahnbeines ist den Zonen des Promontoriums (Übergang der Lendenwirbelsäule zum Kreuzbein) zugeordnet.

- Die Knochenstruktur des Längsgewölbes entspricht im Detail exakt den Zonen der Wirbelsäule.

Uns seit langem bekannt:

Wenn Fehlformen wie Knick-, Hohl- und Spreizfuß sinnvoll korrigiert sind, wirkt sich das zugleich ordnend auf die Funktion der entsprechenden Reflexzonen aus. Auch wir betonen die aktive Bewegung der Füße auf natürlichem Boden und sind davon überzeugt, dass ein guter Stand im Leben wichtig ist, besonders in der heutigen Zeit.

Das heißt in der praktischen Konsequenz: Die funktionsgerechte Aufrichtung des Fußes und die Fußreflex ergänzen einander auf besonders naheliegende Weise im Sinne eines ganzheitlichen Blicks auf den Menschen.

Vergleich Makrosystem Mensch – Mikrosystem Fuß

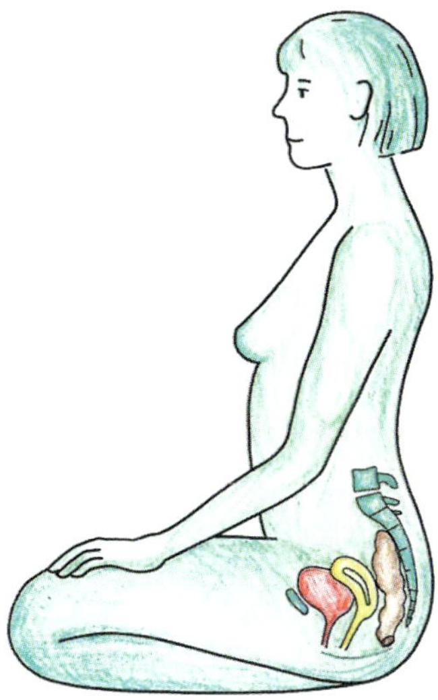

weibliche Beckenorgane in situ

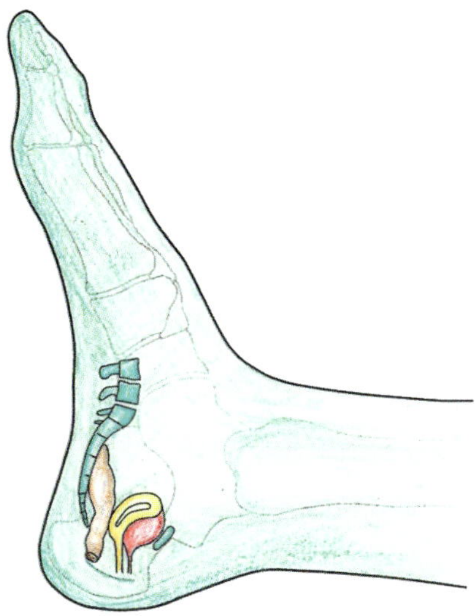

weibliche Beckenorgane als Reflexzonen

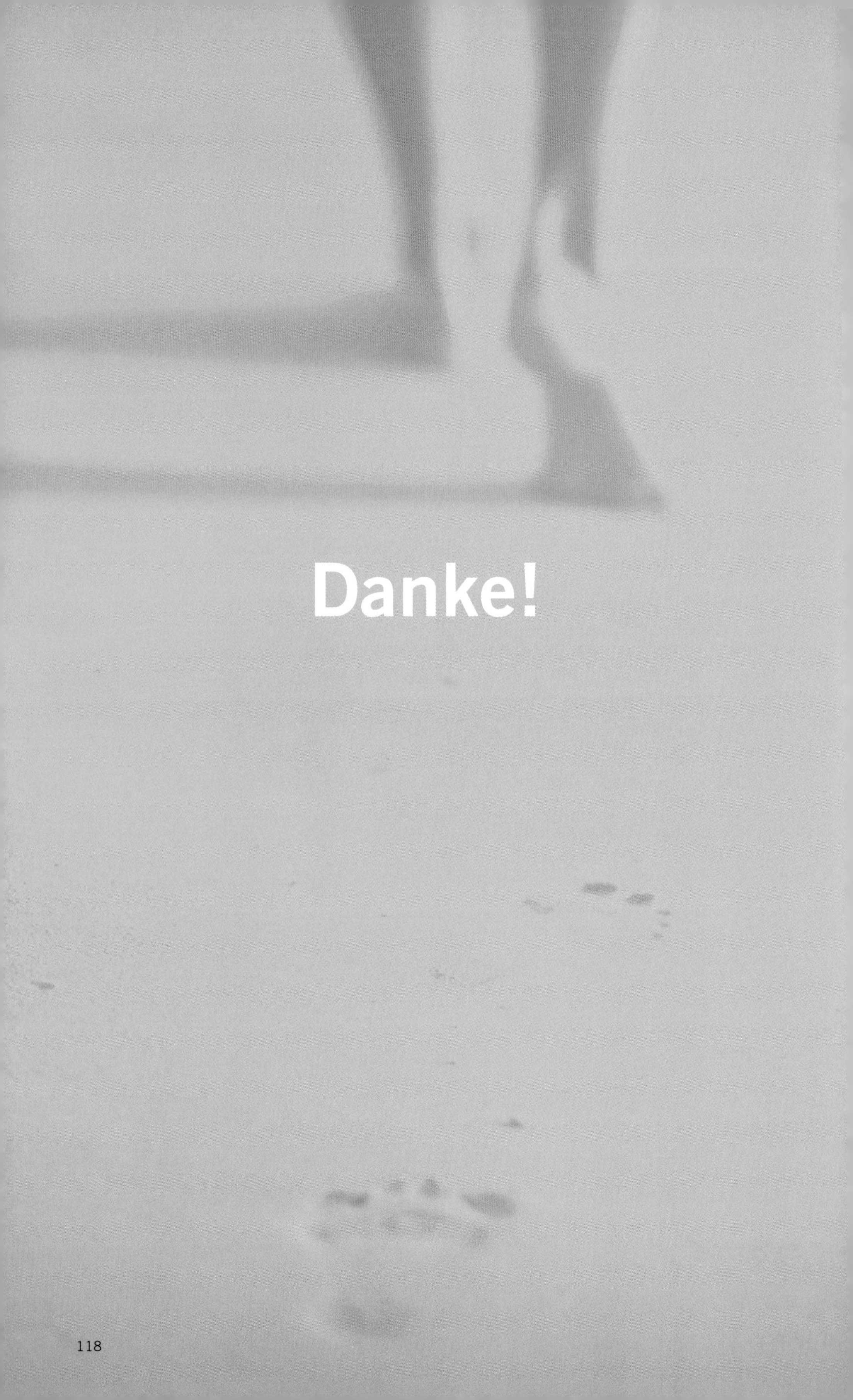

Danke!

Es ist eine aufwändige, spannende und schöne Zeit, an einem neuen Buch zu arbeiten. Noch dazu an einem Buch über die Füße. Ein Thema, das vielen Menschen solange nicht so wichtig ist, bis Probleme auftreten.

Leider sind in den vielen Wochen der intensiven Auseinandersetzung mit diesem Buch einige Dinge auf der Strecke geblieben, weil die Tage einfach immer zu kurz waren, um alles unterbringen zu können. Deshalb gilt mein erstes und innigstes Dankeschön meiner Frau, die mich immer wieder entlastet und auch motiviert hat, sodass die Beschäftigung mit dem Buch voranschreiten konnte, auch wenn der eine oder andere Tag darunter war, an dem nicht alles so glatt verlaufen wollte.

Der nächste Dank geht an Mag. Gerda Schlacher und Dr. Ingrid Schlacher von der Schlacher Unternehmenskommunikation in Klagenfurt, die nicht locker gelassen haben, bis ich mich entschieden habe, ein weiteres Buch zu schreiben. Zu diesem schönen und wertvollen Kreis gehören selbstverständlich auch meine medizinischen Berater. Großer Dank gebührt daher den Ärzten, Dr. Alexander Sikorski und Dr. Jürgen Hörhan, für die fachliche Beratung, die ich zu jeder Zeit von ihnen bekommen habe. Mit beiden Herren verbindet mich mittlerweile eine wunderbare Freundschaft.

Aber, was wäre ein Buch ohne schöne und gelungene Fotos?
Dieser Dank richtet sich an Ralf Zimmerman vom Fotostudio forever in Wolfsberg. Bedanken möchte ich mich auch beim Grafiker Ralf Brunner, der dieses Buch so schön in Form gebracht hat.

Ein Dankeschön auch an alle meine Freunde, Geschäftspartner und Bekannten, die zum Zustandekommen meines Buches beigetragen haben.

Ihr Willy Jurtin

P.S.:
„Älter werde ich stets, niemals doch lerne ich aus.“
Solon

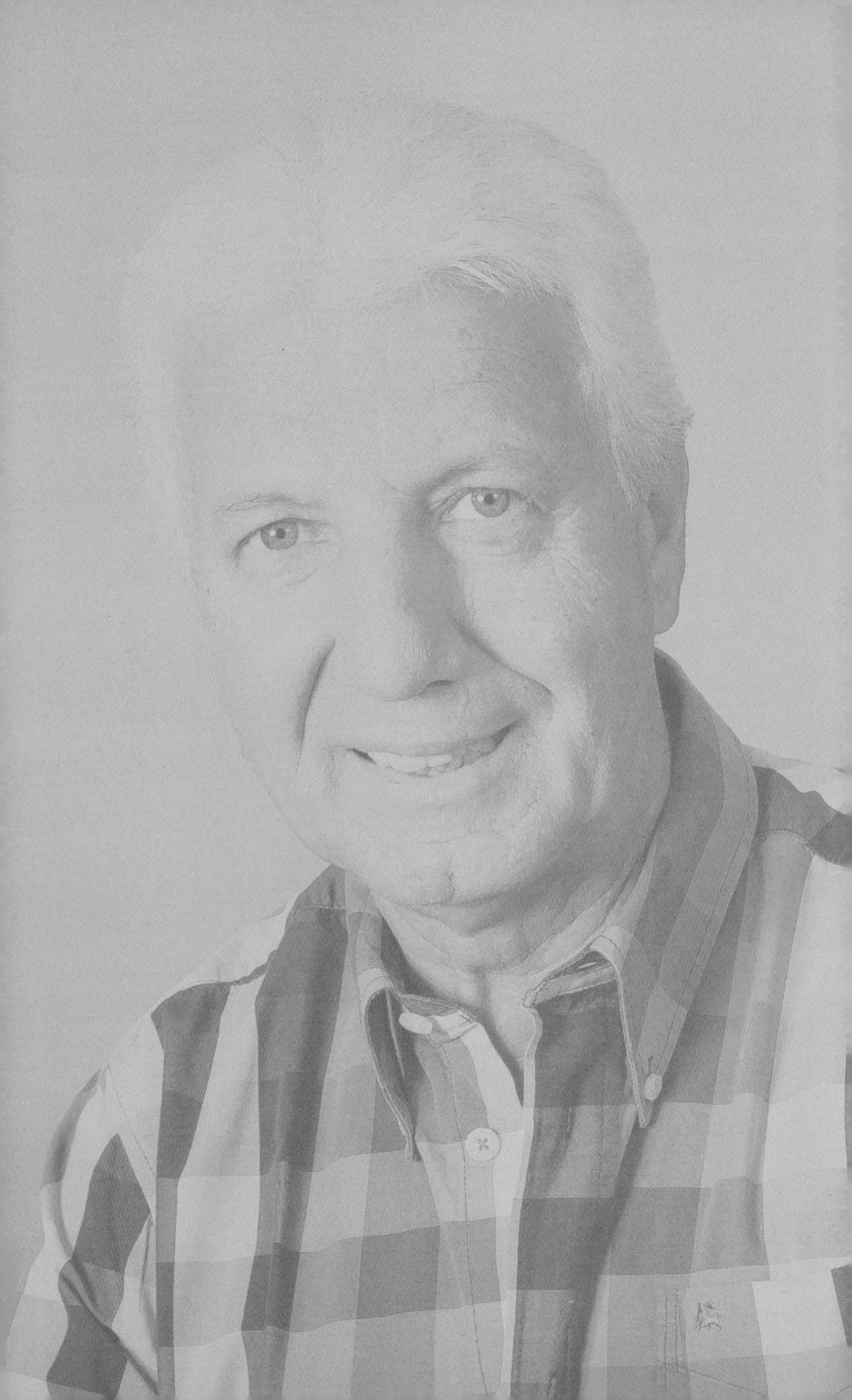

Willy Jurtin wird 1949 in Weißkirchen in der Steiermark geboren. Er erlernt den Beruf des Sattlers und Tapezierers. Nach der Abschlussprüfung widmet er sich beruflich jedoch ganz der Musik.

Anfang der siebziger Jahre nimmt er eine Stellung als Schuhverkäufer in Graz an, zwei Jahre später wird er Filialleiter. In dieser Zeit lernt er nicht nur alles über die Erzeugung von Schuhen, sondern wird vor allem mit den Fußproblemen seiner Kundinnen und Kunden konfrontiert. 1987 eröffnet er gemeinsam mit seiner Frau Uschi ein Sanitätshaus in Feldkirchen/Kärnten.

1990 legt er die Meisterprüfung zum Bandagisten und Orthopädietechniker ab. Ein zweites Sanitätshaus in Villach folgt. Seit dieser Zeit widmet sich Willy Jurtin der Entwicklung von Schuheinlagen, die tatsächlich positiv und nachhaltig wirken.

Das Jurtin-Prinzip mit den entsprechenden Maßeinlagen ist mittlerweile weit über die Landesgrenzen hinaus bekannt.

Herausgeber:
Willy Jurtin
Jurtin-medical-Austria
Schulhausgasse 7, 9560 Feldkirchen
Österreich
www.jurtin.at

Konzeption und Redaktion:
Schlacher Unternehmenskommunikation
Osterwitzgasse 6, 9020 Klagenfurt a.W.
www.schlacher.at

Satz und Grafische Gestaltung:
Ralf Brunner, 9020 Klagenfurt a.W.
www.ralfpozzo.com

Fotos:
Willy Jurtin
Fotostudio forever – digital OG
Getty Images
Superfeet
Friedrich Bricman

Druck:
Steffan Druck KG
9100 Völkermarkt

ISBN 978-3-200-02732-9

Hinweis:

Die teilweise ausschließliche Verwendung der männlichen Form erfolgt nur aus Gründen der Lesbarkeit. Die männliche Form beinhaltet immer auch die weibliche und ist in keinem Fall diskriminierend gemeint.

Vorbehaltlich Satz- und Druckfehler.